Life in the Fasting Lane

トロント最高の医師が教える

世界最強のファスティング

医学博士
ジェイソン・ファン
Dr. Jason Fung

&

コンサルタント
イヴ・メイヤー
Eve Mayer

&

臨床研究者
メーガン・ラモス
Megan Ramos

多賀谷正子・訳

How to Make Intermittent Fasting a Lifestyle——
and Reap the Benefits of Weight Loss and Better Health

CCCメディアハウス

トロント最高の医師が教える世界最強のファスティング

目次

本書には健康管理についてのアドバイスや情報が書かれているが、あなたの主治医や医療関係者からのアドバイスに代わるものではなく、あくまで補完的なものである。健康に問題や懸念がある場合には、どの医療プログラムや治療を行うにせよ、事前に主治医に相談することを推奨する。本書に書かれている情報は、刊行時点で正確であることを、最大限の注意をはらって確認している。本書の出版社と著者は、本書に書かれた方法を実践した場合に起こりうる健康状態に関するいっさいの責任について、これを放棄する。

Authorized translation from the English language edition titled
Life in the Fasting Lane: How to Make Intermittent Fasting a Lifestyle—
and Reap the Benefits of Weight Loss and Better Health,
published by Harper Wave.

This Japanese translation published by arrangement with The English Agency (Japan) Ltd.,
The Cooke Agency International and Rick Broadhead & Associates Inc.

はじめに

＜イヴ・メイヤー＞

私はルイジアナ州の南部で生まれ育った。ここは、誰もが生きるために食べるのではなく、食べるために生きているようなところだ！　もし『チャーリーとチョコレート工場』のウィリー・ウォンカがお店を構えたのが私の故郷ティボドーだったなら、ロリポップ・キャンディーや、風船ガムや、ガムドロップを売るお店ではなく、ザリガニ料理やガンボ、ブラッドソーセージ、ケイジャン風シチューを出すお店をつくったことだろう。

そのうえ、私の母は宇宙一の料理上手だったし、うちの家族は「いつも楽しく」をモットーに暮らしていた。私たちは事あるごとにお祝いをし、友だちや家族や近所の人たちとお祭り騒ぎをしたものだ。そんなとき、なんといっても大事なのは食べ物だった。ケーキがあれば最高だったし、ザリガニのフェットチーネがあれば幸せだった。これでもかというくらい粉砂糖をまぶしたベニエは、まさに故郷の味だ。

私が8歳のとき、その母が重度の慢性病と診断された。当時はまだ治療法が確立していなかった疾患だ。それからの34年間、私は母がその病と闘うのを見てきた。国じゅうの専門医のもとを訪れて治療や投薬をしたものの、さらに病状が悪くなってしまうこともあった。幸い、私が42歳だった２０１６年、母はやっと病気を克服した。でも、それまでは、私にとって世界でいちばん大切な人があと1年生きられるかどうかわからない状態だったわけで、そんな気持ちをなんとか和らげようとした私は、不健康な生活に陥った。食べることで気をまぎらわせるようになってしまったのだ。食べ物を隠しておいて、こそこそと食べたり、日に何度もむさぼるように食べたりした。ワッフル、フライドチキン、ケイジャン・ソーセージ、そのほか家にある甘いものを見つけては、それを食べてハイな気分になることで気をまぎらわせ、自分の生活を顧みることもなかった。炭水化物を食べていれば余計なことを考えないでいられたけれど、それで心の平穏が得られることはなかった。

　大人になってからの私は、ずっと太っていた。いちばん太っていたときの洋服のサイズは４Ｌで、体重は１３６キロ。いろいろなダイエットにも挑戦した。どれもほんの短期間は効果があったものの、そのうちいつもお腹が空いているのに耐えられなくなってダイエットをやめてしまい、結局もとの体重以上に太ってしまう、ということを繰り返していた。同じ経験をしたことのある人ならわかると思うけれど、私はいつも敗北感を抱いていた。医者に行くときも、プールに行くときも、大きいサイズの服を売っているお店に行くときも、つねに自分が恥ずかしかった。ジムでも、レストランでも、家族の集まりでも、つねに気おくれしていた。

　２０１８年に、私はまた減量しようと決意した。今回挑戦するのは低炭水化物・高脂質ダイエットだ。内心、どうせまた失敗するだろうと思っていた。ところが、1カ月がたったころ、いままでとは何かが違う、と感じたのだ。これまでのように、つねにお腹が空いているということがない。数カ月後、私の体重は14キロほど減っていた。けれど、そこから減らなくなった。いつものように、ここからまた体重がもとに戻ってしまうのではないかと不安になった私は、友人で医師のスザンヌ・スロニムに相談した。すると彼女が、ジェイソン・ファン博士の著書『トロント最高の医師が教える世界最新の太らないカラダ』(サンマーク出版)を読むといいとアドバイスしてくれたのだ。

ファン博士の本を読みはじめたのは飛行機の中だった。これからシートベルトをしめたまま4時間のフライトをしなくてはならない、というときだ。読みはじめてものの数分で、私は本を置くことができなくなった。その本には、私が実践していた低炭水化物・高脂質ダイエットが有効であると書かれていた。けれども、そのほかに、思いも寄らないことが書かれていたのだ。ファン博士によれば、減量に苦労している人はファスティング(断食)を試してみるといいという。

何ですって? これまでの人生で、医者から指示されたとき以外、1食も欠かしたことがないというのに! でも、ファン博士が本のなかで述べていることには説得力があった。そこで、私はファスティングを試してみることにした。この決断が私の人生を変えた。私の体重はまた落ちはじめ、いままでにないほど健康になり、想像もできなかった変化が体に起きはじめた。なにより、つねにお腹が空いているという感覚が、頭の中からきれいさっぱりなくなったのだ。

そう。つねにお腹が空いている状態ではなくなった。お腹が空いたと感じたときも、それほど気にならなくなった。2食も抜いたら倒れてしまうのではないかと心配していたけれど、そんなことはなかった。ファスティングなんてしたら、倦怠感を覚えたり、頭がボーッとしたりするのではないかと思っていたけれど、そんなことはなかった。食べないと代謝が悪くなってしまうのではないかと思っていたけれど、まるきり反対のことが起きた。まるで自分が生まれ変わったかのようだった。

これまで減量や健康になるための方法について学んできたのは何だったのだろうと思うと、だんだん腹が立ってきた。どうしていままで、このことを知らなかったのだろう。さんざん苦労したあげく、いまごろになってわかるなんて！

私はファン博士に連絡をとってみた。話しているうちに、彼はとても聡明で優しい人だとわかった。やっと一緒に本を書いてくれる人が見つかった、と思った。さらに博士は、健康教育者のメーガン・ラモスにも引き合わせてくれた。彼女自身も減量に苦労した経験や健康上の問題があるというので、すぐに親近感が湧いた。私たちは1カ月で構想を練り、いまあなたが手にしているこの本が生まれたというわけだ。

この本では、まったく新しい減量法や、健康を取り戻す方法を紹介したいと思っている。きっとあなたも、ファスティングについてグーグルで調べたり、友だちの話を聞いたり、ニュースで見たりしたことがあると思う。「すごくよく効いた」と言う人もいれば、「お腹が空いて死にそうになるに決まってる」と言う人もいるだろう。ファスティングに対する意見はそれこそ星の数ほどあるし、どの情報を見ても小難しかったり読む気にならなかったりして、じっさいに取り組む前からあきらめたくなってしまう人もいるかもしれない。

ファスティングは、私のように肥満の人だけがやるものだと考えている人もいると思う。でも、そうではない。人によって目標は違うけれど、2キロから5キロほどやせたいという人にとっても、ファスティングは有効だ。食べ方を見直せば、減量以上の効果も得られる。ファスティングをすると頭がクリアになったり、がんのリスクが減ったりするかって？　もちろんだ。多嚢胞性（たのうほうせい）卵巣症候群（PCOS）、2型糖尿病、脂肪肝、心臓病、そのほかの疾患をなんとかよくしたいって？　それなら、ファスティングが役に立つ。

ファスティングについて、たしかで、ありのままの真実を語ってくれる友人が、あなたには必要だ。それがこの本には3人いる。ダイエット戦争を戦い抜いてきた私、自分でも減量にさんざん苦労してきたファスティング研究の第一人者メーガン・ラモス、そしてパイオニア的な医師であるジェイソン・ファン博士。3人のこれまでの経験と知識を寄せ集めて、ファスティングについての真実を、甘ったるい言葉にくるまずに、あなたに伝えたいと思う。

この本はたんにファスティングの手順を書いたものではない。新しい食事の仕方を取り入れるための心構え、キッチンの準備、家族への対応など、ライフスタイルの手引書として書いた。ほかにも、たとえば祝祭日や休暇のときにはどうしたらいいのか、思わぬ副作用があったときにはどうしたらいいかなど、たくさんの人が抱くファスティングについての疑問にも答えていく。私のパートでは、ファスティングをするときの心構えや、ファスティングをうまく続ける方法、新しい自分、より健康的な自分をずっと保っていくための方法を書くつもりだ。それから、あなたが太ってしまうのはあなたのせいではないこと、そして、今回こそは違う結果になるといえるのはなぜなのか、についても説明したいと思っている。この新たなわくわくするような旅路を、ぜひ一緒に歩いてほしい。そして、ゴールにたどりついたら、一緒に成功を祝おう。

あなたの疑問点に、私たちが3人で答えていく。医師と、素人の私と、研究者の3人で。このチームこそ、あなたの最大の味方。私たちがついているのだから大丈夫。さあ、踏み出そう！

〈メーガン・ラモス〉

10年ほど前、私は多嚢胞性卵巣症候群、非アルコール性脂肪性肝疾患、2型糖尿病を患っていた。それに、とても太っていた。ところが、いまでは疾患もいっさいなく、体重も36キロ減り、健康な体で仕事を続けている。私は予防医学を専門とする臨床研究者で、「ファスティングをしながら適切な栄養を摂っていれば、減量することも健康を増進させることもできる」と説いてまわっている。

27歳になるまで、私は何を食べても太らなかった。XSサイズのジーンズをはき、片手に炭酸飲料、片手にポテトチップスの袋を持って闊歩（かっぽ）するような、鼻持ちならない女の子だった。高校の卒業アルバムには、親友からのこんなメッセージが残っている。「チキンナゲットやフライドポテトを好きなだけ食べても、これっぽっちも太らないなんてずるい！」。たしかに私はやせていたけれど、まったく健康ではなかった。心も体も。太っていないのだから体は健康なはず、と思い込もうとしていた。でも、すでに中学生のときにかかっていた疾患をみれば、真実はそうでないことがわかる。

12歳のとき、非アルコール性脂肪性肝疾患と診断された。これは、肝臓の細胞に過剰に脂肪がついた状態のことだ。14歳になると、多嚢胞性卵巣症候群であることがわかった。卵巣に嚢胞（卵胞）が詰まってしまい、排卵ができなくなったり不規則になってしまったりする疾患だ。私はとてもやせていたので、医者から食生活を変えたほうがいいとアドバイスされることはなかったし、大きくなればこうした病気も治るだろうと思われていた。ところが、そうではなかった。成長してもよくならなかった。そんな生活を続けていたらどうなるかも知らないまま、ジャンクフードを食べる不健康な生活を続け、私の病気はさらに悪くなっていった。私もイヴのように、不安を打ち消すために食べ続けていたのだろうか。そうかもしれない。私の愛する母も病気を抱えていたのだ。

私が子どものころ、母はずっと代謝性疾患や遺伝性疾患を抱えていた。あちこちの医者に診てもらっては、度重なる手術に耐えるという生活が何年も続いた。いちばんよく覚えているのは、緊急外来の待合室で順番を待ちながら、痛みに泣き叫んでいた母の姿だ。もう誰もこんな目にあわせたくない――そして自分の母親が苦しんでいるところを見なければならない人をなくしたい――と思った私は、大きくなったら医師になろうと誓った。この人ならきっと治してくれる、という希望を与えられる人になりたいと思っていた。

15歳のとき、腎臓専門医、つまり腎臓の病気を専門に診る医師たちが開業したクリニックの医学研究所で、サマージョブをした。そのクリニックにいたのが、ジェイソン・ファン博士だ。クリニックには、見た目は美しいのに、2型糖尿病から腎疾患を発症した患者が大勢いた。私が研究していたのは、こうした腎疾患を早期に発見する方法だ。早期に発見できれば、腎機能が完全に失われてしまうのを防ぐことができる。私は高校、大学時代もずっとこのクリニックで働き、とても充実した日々を過ごしていた。けれども、そのうち私は壁にぶちあたった。腎疾患をどれほど早期に発見しようとも、たいていの場合、病状が進行してしまうことに気づいたのだ。早期に疾患があると告げられるのは、疾患の存在を知らないまま暮らすより残酷かもしれない。自分はこの疾患で死ぬかもしれないと思いながら生活するのは、とても怖いことに違いないと思ったのを覚えている。

私自身も慢性疾患を抱えていたけれど、何の治療もしていなかった。予防医学の研究で忙しいのだからしかたがない、と自分で自分に言い訳をしていた。食べることで自分を少しずつ死に追いやっているも同然だった。朝の5時にダイエット・ソーダをがぶ飲みし、砂糖がたっぷり入ったお菓子を一日じゅう食べていた。別れたパートナーが買い物に行っているあいだに、ジャンクフードを何袋も食べたこともある。自分は食物依存症に違いないと自分でもわかっていたし、車の中に隠しておいたダイエット・ソーダの箱や、鞄の中に隠してあるプレッツェルが健康によくないことはわかっていたけれど、自分でもどうしようもなかった。

誰にでも弱点はある。私の場合はそれが食べ物だった。タバコでもなければドラッグでもないしお酒でもない。だから大丈夫、と思っていた。食べ物はどこででも売られているし、合法だし、炭水化物は政府や医師たちが食べるべきだと言っている食品群で、学校でも出されていたし、家でも両親が料理してくれる。それがそんなに悪い食べ物であるはずがない。それに、私はとてもやせている。だから、私がやっていることは間違いではないはず……。そう思っていた。

でも、それは間違いだった。22歳のとき、多囊胞性卵巣症候群の状態がとても悪くなり、妊娠するのはきっと無理だろうと医師から告げられた。なによりも母親になりたいとずっと思ってきたのに、その夢が叶うことはないかもしれないのだ。

その5年後、今度は2型糖尿病と診断された。人生最悪の日だった。妊娠できないかもしれないとわかったときよりも落ち込んだ。そう告げられたとき、心臓の鼓動がとてつもなく速くなり、破裂してしまうのではないかと思ったことを覚えている。目の前がボーッとして、息苦しくなった。初めてのパニック発作だった。

そのとき私はまだ27歳で、医師から検査表を手渡されたときは、死刑宣告を受けたかのような気がした。私の人生はどうなるんだろう？　研究対象者と同じように35歳で腎臓病を発症してしまうのだろうか？　40歳でアルツハイマー病に？　それとも45歳で心臓発作に襲われ、50歳で脳卒中を起こして倒れてしまうのだろうか？

家に帰ってベッドに倒れ込み、私は大声で泣いた。治療をして人々を助けたいなんて言っている場合ではない。医師になる夢はあきらめて、なんとかしなくては。

さんざん泣いたあと、私は自分の健康を取り戻すために何でもやろうと決意した。まずは健康によい食事を、規則正しく摂るようにしなくてはならない。私はカナダ人なので、カナダ政府が出しているフードガイド（米国農務省が出しているガイダンスと同じようなもの）を参照した。専門家が公表しているものなのだから、これをそのまま実践してみようと思った。そして、実践した。一日に3回食事をして、その合間に何回か間食をした。その結果どうなっただろう。脂肪の詰まったやせた体から、脂肪の詰まった大きな体になってしまったのだ。

それから数カ月が過ぎ、解決策を探し求めていた私は、ジェイソン・ファン博士のことを思い出した（当時まだ一緒に働いていた）。そしてそのとき突然、糖尿病と診断されたことは、ひょっとしたら私の人生最大の天恵なのではないかと思ったのだ。

つねに柔軟な発想をするジェイソンは、ちょうどファスティングの研究を始めたところだった。小規模の会議で、ファスティングが2型糖尿病をよくするのに有効だと彼が話しているのを聞いたことがあった。そんなわけがない、極論すぎる、と当時は思っていた。けれど、いまの私に失うものは何もない。得るものしかないはずだ。

そこで、私はジェイソンに相談をしてすぐにファスティングを始め、「適切な栄養を摂り、低炭水化物・高脂質でバラエティに富んだ、加工していない食べ物を食べること」という彼の指示に従った。数週間たったころ、これまで自分が持っていた栄養に関する知識は、すべて間違いだったとわかった。ファン博士の推奨する食事法をするようになってから8年になるが、39キロの減量に成功し、その体重を維持できている。2型糖尿病もすっかりよくなったし、脂肪肝も多嚢胞性卵巣症候群もよくなった。

35歳のいまの私は、とても幸せで健康だ。患者が2型糖尿病を改善できるように、減量のアドバイスをしている。いまでもジェイソンと一緒に働いていて、彼と共同で〈ザ・ファスティング・メソッド〉というプログラムをつくった。これはトロントを基点としたオンラインのコミュニティで、それぞれの患者にファスティングのコーチがつき、減量や慢性的な健康問題を改善する手伝いをするものだ。私自身も1対1で患者の相談に応じ、私が主治医からもらうことのなかった、いうなれば命を救うためのアドバイスをしている。そこが、まさに私が自分の仕事にやりがいを感じる点だ。そのなかで、ジェニファーという女性と知り合った。

ジェニファーは私と同じように、太っていて多嚢胞性卵巣症候群を患っていた。その疾患のせいでホルモンのバランスが崩れ、ニキビができたり男性型多毛症になったりと、ありがたくない副作用も抱えていた。18歳になるまで月経がなく、それ以降も1年に1度あるかないかという程度だった。何年も妊娠を試みたもののうまくいかず、彼女と夫は3回だけ体外受精を試してみることにした。念のため養子縁組の書類にも記入し、どちらにしても子どもを授かれるようにしておいた。

3回の体外受精で多量のホルモンを投与したが、ジェニファーの卵胞は十分に発育しなかったため、採卵することができなかった。受精させる段階までもいけなかったのだ。幸い養子縁組がうまくいき、ジェニファー夫婦は可愛らしい男の子の赤ちゃんを家族に迎え入れ、ニコと名づけた。

それでも、ジェニファーは自分の健康と体重のことが心配だったため、ファスティングのコーチに相談をした。そして、砂糖の摂取量を減らし、低炭水化物の食事をし、ファスティングを実践した。すると、体重がいくらか減り、月経もまたくるようになった。そこで、4回目の体外受精をしてみることにした。すると今度は妊娠することができ、ニコが2歳半になるころ、ふたり目の男の子オスカーが生まれた。彼女はそれからも健康的な習慣を続け、3年後には自然に3番目の子を身ごもることができた。ジェニファーはいまも健康でスリムな、3人の子の母親だ。きちんと月経もきているし、想像した以上に幸せな日々を送っている。

ファスティングをしていれば、私もジェニファーのように、いつの日か母親になれると確信している。それまでは、患者の生活改善を手助けをするこの仕事を、精力的に続けていこうと思っている。ファン博士、イヴ・メイヤーとともに、私はあなたのガイド役としてこの本を書いていく。研究者の視点から、なぜファスティングが減量や慢性的な健康問題の改善に有効であるのかを伝えたい。

＜ジェイソン・ファン＞

私は腎臓専門医、つまり腎臓の疾患を診るスペシャリストだ。メディカルスクールを卒業したあとトロント大学で内科の研修をし、その後カリフォルニア大学ロサンゼルス校で専門医の研修を行った。これまで20年間、来る日も来る日も腎臓の治療にあたり、生命の維持に不可欠なこの臓器の機能を正常にするために働いてきた。適切な薬を処方し、適切な治療や手術を勧め、腎臓結石、糖尿病、がん、炎症をはじめ、腎不全にともなう問題を抱える人たちを救うための、正しい手順を踏んできた。だから、いま私が肥満の治療を行い、患者が薬を飲まなくてすむように、手術を受けなくてすむように、そして透析を受けなくてすむようにするための方法を説いているのは、少し不思議な気がする。いま私が自分の使命だと思っていることは、私のような腎臓専門医の仕事をなくすことなのだから。

なぜ、そんなことになったのかといえば、10年ほど前、ある厄介な問題に気づいたからだ。昔は、腎臓病を引き起こす最大の原因は高血圧で、その次が2型糖尿病だった。それが、検査で高血圧の診断が適切に行われ、血圧の薬が使われるようになると、高血圧によって引き起こされる疾患は減少し、腎臓病の主な原因は2型糖尿病になった。こうした患者に投薬治療やそのほかの技術的な治療を行っても、病状がよくなることがないのは明らかだった。私は次第に、投薬や透析などの治療を行ったところで、この疾患の根本原因に対処しないかぎり、病状が大きく改善することは望めないのではないかと思うようになっていった。体重が多すぎると2型糖尿病を発症する。ということは、太りすぎていることが腎臓病の根本原因であることは明らかだ。だとすると、唯一の論理的な解決策は、患者が減量するのを手助けすることだ。

でも、どうしたら効果的に減量でき、それを長期間維持できるだろうか。減量の目標を最もうまく達成できて、健康になれる方法はなんだろう。何十年ものあいだ、医師が述べてきた一般的なアドバイスは「食べる量を減らして運動量を増やそう」というものだった。けれども、ほとんどの人には効果がなかったし、数多くの科学的な研究でも（これから本書で述べていく）、カロリー制限が有効ではないことが証明されてきた。

私を含めた誰もが、カロリー制限ダイエットに挑戦して失敗した経験があるはずだ。2キロだけやせたいという人も、93キロやせたいという人も、みな同じだ。あいにく、私はメディカルスクールで栄養のことや減量については、ほとんど学んでこなかった。そこで、そのふたつを理解するという仕事を自分に課すことにした。私の患者の健康を左右する最も大切な要素は、まず間違いなく体重といっていい。だから、この点に関するエキスパートにならなければいけないと思った。

でも、新しいことを学ぶよりも、自分の頭に染みついた間違ったパラダイムを消し去ることのほうがずっと難しい。自分が知っていると思い込んでいた——メディカルスクールで学んだ——減量についての知識のほとんどが、いまでは完全に間違いであることが証明されている。カロリー制限がその一例だ。メディカルスクールでは、体重を落とすには消費するカロリーよりも少ないカロリーの食事をすればいいだけだと教わった。「摂取カロリーを消費カロリーより少なくすれば太らない」という論理だ。だが、この方法で体重を減らすことはできないし、そう述べているのは私だけではない。カロリー制限法が成功する確率は、ざっくり言って1%ほど。私たちはいままでにないほどカロリーに気をつかっているというのに、肥満はいまや世界的な問題になってしまった。

減量が健康にとって、とくに腎臓疾患にとって大切であることから、私はカロリー制限法を科学的な側面から検証した。すると驚いたことに、カロリー制限法には、科学的に見た利点はいっさいないことがわかったのである。カロリーそのものを利用する体の生理的経路はない。カロリーを減らせば体重が減ることを証明する研究もない。それどころか、どの研究でも、カロリーを減らしても効果はないとされている。カロリーを減らしても意味がないとわかっているならば、なぜ医師たちはこの方法を擁護していたのか。どうにも理解に苦しむ。

そこで私は、もっと減量に効果のある方法を探そうと決意した。そして、長らく忘れられていた、昔ながらの有効な方法を見つけたのだ。私はすぐに、砂糖と精製された穀物の摂取量を減らすことに加え、ファスティング（断食）を実践することを患者に勧めた。このアドバイスが転機をもたらしてくれた。患者は減量に成功し、健康的な習慣を手に入れ、慢性的な問題の多くが改善した。

ファスティングの効果は、体重や血液検査の結果だけにとどまらない。中毒、羞恥心、罪悪感など、減量や不健康な生活にまつわるさまざまな精神的、感情的な問題にも効果がある。医学的な問題もさることながら、こうした苦悩に対処するのも大切なことだ。

そうはいっても、私は減量の精神的、感情的な側面について述べるのに最適な人物ではない。高校生のころからほとんど体重は変わっていないし、つい最近まで、30年間同じズボンをはいていたくらいだ。それはいくらなんでも恥ずかしいといって、妻が捨ててしまったが。もちろん、祝祭日や休暇のあとは1～2キロ増えてしまうこともあるが、仕事が忙しくなるとまた減る。だから、減量するのは大変なことだと頭では理解していても、自分の経験と照らし合わせて考えることができない。

その点、聡明で歯切れのよいイヴ・メイヤーなら、自らの体験をもとにした話をしてくれるだろうし、私と長年一緒に働いてきたメーガン・ラモスは、個人的な体験からも、専門家の見地からも、肥満についてよく知っている。だから、３人でこの本を書くことで、ファスティングを取り入れたライフスタイルにすれば、増えた体重を減らすことも、慢性疾患をよくすることもできるということを、読者のみなさんに伝えられるのではないかと思っている。そのために、私たちはこの本を書いていく。あなたにそれを伝えるため。学んでもらうため。笑ったり泣いたりしてもらうため。コミュニティをつくってもらうため。さまざまな神話を見直して、その欠点を明らかにするため。なにより、誰もが手なづけるのに苦労している〝肥満〟という獣のことをあなたに理解してもらうために、３人でこの本を書いていこうと思う。

第1部
ファスティングとは

Fasting, Food, and Hormones

第1章 ファスティングの科学

〈イヴ・メイヤー〉

「科学」と聞くと尻込みしてしまう。昔からそうだった。たいして勉強しなくても簡単にAやBがとれた高校時代でさえ、自然科学の上級クラスの成績だけは、いつだってDだった。

こうした苦手意識があるうえに、基本的な科学の話を理解していなかったせいで、私は24年間太ったままだった。でも、いまの私は肥満ではないし、科学と聞いてももう怖くない。突然、科学者にでもなったのかって？　とんでもない！　いまでも、ごく簡単な用語でさえ頭が混乱してしまう。でも、私のなかである変化が起こったのだ。体重をすっかり減らすことができて健康になれたのは、自分の体のなかで何が起こっているのかを知りたい、と思うようになったからだ。

これからファスティング（断食）の科学的な側面について、自分もこうやって教わりたかった、と思うような方法で説明しようと思う。つまり、やさしい言葉を使って説明する、ということだ。このあとファン博士とメーガンが、食べ物を食べると体のなかでどんな反応が起こるのかを、より深く、より詳しく説明してくれるはずなので、私は自分が経験したことを書こうと思う。代謝、消化、ホルモンの働きなどを理解したことで、自分の人生がどう変わったのかをお伝えしよう。

私はずっと太っていた。もちろん太りたくて太っていたわけではない。糖尿病予備軍で、不妊症、アレルギー、副鼻腔（ふくびくう）感染症、関節痛、気管支炎、肺炎にも悩まされていた。問題を解決しようと次から次へと医者に通い、努力家の私は、医者から言われたことをすべて実践した。食事のカロリーを減らし、運動し、薬を飲んだ。セラピーに通い、果物や野菜をたくさん食べるようにした。代謝を上げるために、少なめの食事を何度も摂るようにした。胃バンディング手術を2回も受けたし、スリーブ状胃切除術で、胃を小さくもした。効果はまちまちだったけれど、たいてい体重は落ちた。でも、少したつと、もとに戻ってしまうことばかりだった。こんなにいろいろなことを試していたのに、自分がなぜ太っているのか、その根本的な原因を私は知らなかった。

自分の体はどこかおかしいのかもしれない、と思った私は、新しい方法を試してみることにした。

2018年の始めのこと。私は食事から砂糖を抜き、炭水化物を大幅に減らすことにした。すると、驚くようなことが起こった。つねにお腹が空いているという状態がなくなったのだ。まさに劇的な、願ってもいない変化だった。この新しいやり方が、なぜ、どうやって効いたのか、私は突然知りたくなった。そこで、ファン博士の『トロント最高の医師が教える世界最新の太らないカラダ』を読んだところ、こんなことがわかった。

「私が太っているのはホルモンに問題があるから。どんなものを、いつ食べるかによって、ホルモンは影響を受ける。だから、食べるものと食べる時間を変えれば、体重を落とせるはず」

医者は私が糖尿病予備軍でインスリンに問題があると言っていたけれど、いったいそれがどういうことなのか、まったく説明してくれなかった。なぜインスリンがそれほど大事なのか。インスリンは体の中でどんな働きをするのか。インスリン抵抗性とは何なのか。インスリンが増えていくことが問題なら、どうして糖尿病の患者はインスリン注射をしなければならないのか。糖尿病予備軍から糖尿病にならないようにするために、メトホルミンという薬を飲みなさいと医者は言うけれど、それはなぜなのか……。

ファン博士の説明を読んだら、それがすべてわかった。体はエネルギーを蓄えておくこともエネルギーを燃やすこともできるけれど、それを同時に行うことはできないと、いまの私は知っている。食べる回数が多いと、体はエネルギーを脂肪として蓄えるのに忙しくなる。食べる回数を減らせば、エネルギーと体脂肪を燃やす時間が長くなる。だから、ファスティングをすれば、体はエネルギーを蓄えるのではなく、使うほうに重点を置くようになる。私の体にはまだまだ余分な脂肪がたくさんあるので、代謝系も消化器系もその脂肪をエネルギーとして使うことができる。ただしそれには、一定の時間何も食べずにいて、体が脂肪を使う時間をつくらなくてはいけない。

この科学は信じることができる、と実感をもって言える。なにしろ健康上の問題がすっかりなくなったのだから。もう糖尿病予備軍ではないし、病気になることもほとんどない。薬を毎日飲まなくてもよくなったし、体調も最高にいい。しょっちゅう何かを食べていると、お腹が空いたり、疲れを感じたり、気分が落ち込んだりする。これはホルモンのせいであって、食事の量のせいではない。ファスティングはいってみれば、夜中にぐっすり眠るのと同じだ。私たちは体と頭を休めるために眠る。起きているとやらなければならないことがたくさんあるけれど、眠っているあいだは活力を取り戻して回復することに集中できる。それだけでなく、眠ることで、その日に起きたことを頭のなかで分析し、これから何をすべきかを整理することもできる。つまり、眠っている時間は体が回復する時間なのだ。ファスティングもまさにこれと同じだ。

ファスティングの科学には興味をもったけれど、まだ尻込みしてしまうという人も――じっさい私もそうだった――気楽に考えてぜひ試してみてほしい。1・3キロやせたい人にとっても、130キロやせたい人にとっても、あるいはただ健康になりたいだけの人にとっても、ファスティングはやってみる価値がある。やってみて自分の体の変化を感じることができれば、それがなによりの科学的な証拠だ。

＜ジェイソン・ファン＞

生活にファスティングを取り入れる理由は人によってさまざまだろう。純粋に医学的な見地から述べれば、過剰な体脂肪が多くの疾患を招く一因であるから、ということができる。体重が多すぎると心臓病、脳卒中、がんなどのリスクが増す。体重を減らせば、高密度リポタンパク質

（ＨＤＬ、いわゆる善玉コレステロール）が増え、中性脂肪が減り、そうした疾患のリスクが減る。体重が多すぎると、血圧が上がり、関節炎がひどくなり、睡眠が妨げられ、背中が痛み、肝臓病になるなど、いろいろなことが起こる。また、体脂肪の増加と関係の深い２型糖尿病は、失明、腎臓病、非外傷性下肢切断、そのほかさまざまな感染症の最大の原因である。私は腎臓専門医で、２型糖尿病を患った40代の患者たちが腎不全の状態になり、透析をしなければならなくなるのを目にしてきた。彼らは生きるために、残りの人生を透析に耐えていかなくてはならない。２型糖尿病によって足の血のめぐりが悪くなり、下肢切断を余儀なくされた50代の患者もいた。そのほかにも、２型糖尿病から失明した人も、数えきれないほど見てきた。体重を減らしていれば彼らの健康状態も大きく改善しただろうし、生活の質を落とすことになったり、不幸にも命を落とすことになったりした疾患や副作用を避けることもできただろう。

だが、「はじめに」でメーガンも述べているように、ボディマス指数（ＢＭＩ）からすると過体重とはいえないのに、代謝的に不健康な人がいるのも事実だ。反対に、ＢＭＩからすると過体重なのに、代謝的に健康な人もいる。だから、問題なのは体重だけではないということになる。それでもファスティングをすれば、２型糖尿病をはじめとするメタボリック症候群の症状が減ることがわかっている。

それほど効果的なのかと驚く人もいるかもしれない。あるいは、そんなにうまい話があるものか、と思う人もいるかもしれない。何回か食事を抜くだけで（１日１食抜くだけでもいい）、それほど健康に差が出ることなど、はたしてあるのだろうか、と。ナターシャという患者の例を見れば、ファスティングを取り入れたライフスタイルがいかに有益であるか、わかってもらえると思う。

ナターシャは2012年の始めに2型糖尿病と診断された。食事を変え、運動をし、メトホルミン（糖尿病治療薬）を飲んだが、いずれも効果がなかった。152センチと小柄だったが体重は減らなかったし、メトホルミンを飲んでもますますみじめな気持ちになるだけだったし、炭水化物はあまり食べないようにしていたにもかかわらず、血糖値も急激に上がった。

そこで、彼女はファスティングを試してみた。なかなか気に入ったものの、丸一日以上のファスティングをするのは怖いと感じていた。でも、ファスティングのコーチのおかげで長時間のファスティングへの不安がなくなり、いまでは42時間のファスティングを週に2、3回取り入れている。彼女の血糖値は正常値と糖尿病予備軍の境目くらいになり、洋服もMサイズになった。とても元気そうだし、気分もいいそうだ。なにより、すっかり健康になった。ファスティングが彼女の人生を変えたのだ。

数時間のファスティングでさえ怖いと思っている人がいるのは知っている。間食を抜くと考えただけで、不安になる人もいるだろう。ナターシャと同じように、あなたが一歩踏み出せないのは、ただ怖いだけなのかもしれない。あるいは、ファスティングがどうして有効なのか、ファスティングをするとどんなことが起こるのかを知らないだけなのかもしれない。知識は力になる。だから、食べ物を食べるとあなたの体の中でどんなことが起こるのか、食べることでホルモンの分泌量がどう変わり、なぜ体重が増えたり慢性疾患になったりするのか、ファスティングをするとそれがどうなるのかを、これから説明しよう。

食事をしたときの体の反応

食べ物を口に入れると、体はその食べ物を細胞のエネルギーに変えようと働きはじめる。だが、その経路はいつも簡単で単純とはかぎらないし、体によくないものを食べたり、食べすぎたりすると、問題が起こる。

内分泌系とは、ホルモンをつくって分泌する器官や腺の集まりだ。体じゅうにネットワークが広がっていて、ホルモンを血液中に放出することで、たとえば睡眠、代謝（食物をエネルギーに変えて細胞が使えるようにすること）、性欲、気分、空腹など、体の機能の調節を行う。何か食べると、膵臓（胃の裏側にある15センチほどの細い臓器で、内分泌系と消化システムを担っている）からインスリンというホルモンが分泌される。インスリンは、食べ物が入ってきたのでそれをエネルギーに変えろ、という信号を体に送る。この食物エネルギー（カロリー）は将来のために蓄えておかなくてはならない。

体は食物エネルギーを、「糖」と「体脂肪」というふたつのかたちで蓄える。糖はすぐにエネルギーとして使うことができるのに対し、体脂肪は将来のためにとっておくもので、使える血糖がないときに燃やされる。まずは糖について見ていこう。なぜなら、血糖（グルコースともいう）をつねにコントロールできるようになることが、ファスティングの大きな恩恵のひとつだからだ。

血糖値が急上昇する原因のひとつは、炭水化物を食べることだ。化学的にいえば、炭水化物とは糖がつながってできたものである。炭水化物を食べると、その糖の一部は腎臓、肝臓、脳などの細胞で使われるが、残った炭水化物は、グリコーゲンに合成されて肝臓に蓄えられる。グリコーゲンも糖がつながってできたものである。グリコーゲンについては、もう少しあとで述べる。

食物エネルギーを蓄えるもうひとつの方法は体脂肪だ。食物に含まれる脂質（さまざまな野菜、動物性食品などに含まれていて、それこそポテトチップスから赤肉、牛乳にまで含まれている）を食べるとトリグリセリド（中性脂肪）と呼ばれる脂肪の分子が血流に吸収され、脂肪細胞に運ばれていく。一方、糖を食べすぎて肝臓がグリコーゲンでいっぱいになってしまったときも、肝臓が余った糖をトリグリセリドに変える。このトリグリセリドも脂肪細胞に取り込まれる。

エネルギーを蓄えるこのふたつのシステム――グリコーゲンと体脂肪――は、互いに補完し合っている。肝臓は蓄えておいたグリコーゲンをすぐにエネルギーに変えることができるので、グリコーゲンは簡単に使うことができる。ただし、肝臓がグリコーゲンを蓄えておけるスペースにはかぎりがある。一方、体脂肪は簡単に使うことができないし、肝臓も容易に体脂肪を分解することができない。ただし、蓄えておけるスペースにはかぎりがない（お腹に脂肪がたっぷりとついている人ならよく知っていることだろう！）。

グリコーゲンを冷蔵庫だと考えるとわかりやすいかもしれない。食べ物をすぐに出し入れすることができるが、いくつか棚があるだけだ。体脂肪は地下室に置いてある大きな冷凍庫だと考えるといい。なかなか取りにいけないし、中に入っている食べ物は凍っているから、すぐには料理できない。けれども冷凍庫は大きいので、いくらでも食べ物を入れることができる。

インスリンが出すぎると問題が起こる

先ほども述べたように、インスリンは食べ物をエネルギーに変えろ、という信号を体に送るホルモンだ。血液からグルコース（糖）を取り出してグリコーゲンとして肝臓に蓄えさせたり、脂肪として体に蓄えさせたりする。脂肪は体を保護したり、温めたり、食糧不足のときにエネルギーとして使ったりするために必要なので、インスリンは体脂肪をエネルギーとして使いすぎないようにさせる。

インスリンがたくさん分泌されると、体は食物エネルギーを冷蔵庫（グリコーゲン）と冷凍庫（体脂肪）の両方に蓄える。食べ物にはさまざまな多量栄養素（たんぱく質、脂質、炭水化物）が含まれており、食べ物を食べるとインスリンが分泌される。ところがある特定の食べ物は、ほかの食べ物よりも多くのインスリンの分泌をうながす。たとえば白いパン、加糖された飲み物、ケーキ、クッキーなどの、精製された炭水化物（糖質）がそうだ。砂糖や炭水化物を多く含んだ食べ物をたくさん食べると、インスリン値が急激に上がる。西洋の典型的な食事がそのいい例で、一日のなかで6皿や7皿ほど炭水化物を多く含んだ物を食べている。

膵臓が働きすぎてインスリンを多く出しすぎるようになると、問題が起こる。まず、インスリン値が高くなると、食物エネルギーを蓄え続けろ、という信号が体に送られ、体脂肪を燃やすことができなくなる。冷凍庫に食べ物があふれんばかりにあるのに、冷蔵庫に食べ物を入れ続けているのと同じ状態だ。また、インスリンを多く分泌しすぎていると、そのうち膵臓の細胞はそれ以上のインスリンを分泌することができなくなってしまう。すると、血糖値が上がる。血糖値が高いままになると、いまや世界で５億人が患っていると推定される、２型糖尿病だ。

糖尿病の診断と治療

糖尿病になると次のような症状が出る。のどの渇き、疲労感、眼のかすみ、いつも以上に食べているのに空腹を感じる、頻尿、ピリピリする痛み、疼痛（とうつう）、あるいは手足の感覚の麻痺、切り傷やあざが治りにくいなど。だが、何も症状がないこともある。多くの人は血液検査で初めて、自分に糖尿病のリスクがあること、あるいはすでに糖尿病になっていることを知る。

医師が糖尿病の診断に用いる検査はいくつかあるが、ここではふたつについて述べよう。私の患者の多くは、このふたつの検査を定期的に行っていて、ファスティングをしたあとは、この検査の結果が劇的によくなる。

ひとつ目はヘモグロビンＡ１Ｃ（エーワンシー）の検査だ。これはとても簡単な血液検査で、血中のヘモグロビン（赤血球の中にあるたんぱく質で、酸素を運ぶ役割がある）のうち、糖と結合したヘモグロビンの割合がどれくらいあるかを測定するものだ。ヘモグロビンＡ１Ｃの値を見れば、過去２～３

カ月の平均血糖値を知ることができる。だから、炭水化物を多く含んだ食事を一度したからといって、必ずしも数値に反映されるとはかぎらない。糖尿病でない人のＡ１Ｃの値は低く、４〜５・６％だ。Ａ１Ｃの値が５・７〜６・４％の場合は糖尿病を発症するリスクがあり、よく糖尿病予備軍と呼ばれる。６・５％以上だと２型糖尿病だ。

もうひとつの検査は、空腹時血糖値を測るものだ。この検査はある時点での血糖値を測定するもので、８時間絶食したあと、通常は朝に測定する。１２６㎎／ｄＬ以上だと糖尿病であることを示している。１００〜１２５㎎／ｄＬの場合は糖尿病予備軍で、１００㎎／ｄＬより低ければ正常だ。

検査の結果、糖尿病予備軍と診断された人は、食べるものを変える必要があるし、これから述べるような治療薬を飲まなくてはいけなくなるかもしれない。けれども、健康になるための努力は、糖尿病をよくすることだけが目標ではない。Ａ１Ｃの値や空腹時血糖値が中程度であるということは、心臓病、脳卒中、認知症、インスリン抵抗性（体がインスリンによく反応しなくなり、血糖値が上がってしまう疾患）になるリスクもあるということだからだ。

糖尿病の治療は、減量、運動、食生活の改善（通常、砂糖と炭水化物の摂取量を少なくした食事にする）に加え、投薬を行うのが一般的である。初めに使われるのはメトホルミンという治療薬だ。これは肝臓でグリコーゲンからグルコース（糖）がつくられるのを抑制するとともに、インスリンの効き目をよくする薬だ。ほかにも、たとえばスルホニルウレアなど、インスリンの分泌をうながしたり、インスリンへの感受性を高めたり、グルコースを尿中に排泄させたり、消化を遅らせたりする治療薬もある。最後の手段として、インスリンの皮下注射が行われるのが一般的だ。

医学界がファスティングを勧めないのは、残念というほかはない。なぜかって？　治療薬を飲んだり食事を変えたりするよりも、ファスティングをしたほうがインスリンをよくコントロールできるからだ。そもそも2型糖尿病とは、糖とインスリンが多すぎることによって起こる疾患だ。糖とインスリンを減らせるのは何だろう？　ファスティングだ。インスリン値をコントロールできれば、血糖値をコントロールできるようになり、体重も横ばいになるか減少し、数々の慢性疾患になるリスクも減る。

なぜファスティングなのか

ファスティングについて一言で説明するとすれば、ホルモンの働きを整えるものである、と言えるだろう。たんなるダイエットではない。ファスティングをすると体内のコントロール機能がリセットされ、生命を維持するために必要な量のエネルギーを燃やせるようになる。

何も食べないでいると（つまり、ファスティングをすると）インスリン値が下がり、エネルギーとして使える食べ物はもうない、という信号が体に送られる。すると、生きていくために、細胞は蓄えておいたグリコーゲン、あるいは体脂肪（グリコーゲンが底をついた場合）を、エネルギーとして放出する。毎晩寝ているあいだに死なずにすむのはこの作用のおかげだし、数時間、数日間、あるいはもっと長い期間、何も食べないでも生きていられるのは、それが理由だ。体は食物エネルギーを蓄えておけるというすばらしい能力を持っていて、冷蔵庫（グリコーゲン）や冷凍庫（体脂肪）には、燃やせるエネルギーが蓄えられている。

つまり、血糖値を一定に保ち、蓄えておいたエネルギーを体が使えるようにするには、ファスティングが最も論理的な方法ということになる。食事をしなければインスリン値が下がり、「食べ物がなくなってしまったので、冷蔵庫（グリコーゲン）や冷凍庫（体脂肪）にあるものを食べよう」と体に伝えることができる。減量、2型糖尿病の予防、そして次章で述べるさまざまな慢性的な症状を予防するには、肥満を招く〝ホルモンバランスの乱れ〟という根本的な原因を解決しなければならない。ここでいうホルモンバランスの乱れとは、インスリン値の高い時間が長く続くことである。

ファスティングをすると基礎代謝量が増える

さて、ファスティングをすると代謝はどうなるだろうか。ファスティングをすると代謝が低くなるのではないか、と思っている人も多いかもしれない。ファスティングをするときに大切なのは基礎代謝量だ。基礎代謝量とは、生命を維持するのに必要な、安静時のエネルギー（カロリー）のことである。たとえば脳の活動、血液循環、消化など、体の基本的な機能を円滑に行うために必要なエネルギーを表したものだ。代謝が高いとエネルギーを効率的に燃やすことができ、体重が急激に増えたりすることはあまりない。代謝が低いと、体重を落とすのはより難しくなる。

私たちの基礎代謝量は一定ではない。食事、運動量、年齢、体温などに応じて、基礎代謝量は30〜40%ほど増えたり減ったりする。食事の面からいうと、基礎代謝量を決定づけるものはインスリンだ。

体はつねにどちらかの状態にある。食事をしたあとの「体内に食べ物がある状態」か、食事をしていないときの「体内に食べ物がない状態」か。食べ物が体内にあるときはインスリン値が高くなり、体は食物エネルギーを糖か体脂肪のかたちで蓄える。このとき代謝が活発に行われる。食べ物が体内にないときは、インスリン値が低くなり、体は蓄えてある食物エネルギーを燃やそうとする。つまり、カロリーは蓄えることも燃やすこともできるが、その両方を同時に行うことはできないのだ。

食事をしてインスリン値が上がり、それがつねに高い状態にあると（一日に3回ではなく6回も7回も間食や食事をするなど、つねに食べているとそうなる）、「体内に食べ物がある状態」が続く。すると、体はカロリーを蓄える。私たちが体に蓄えろと指示しているからだ。カロリーが蓄えられるいっぽうになり、使えるカロリーが減ってしまうと、体はエネルギーの消費量や基礎代謝量を減らさなくてはならなくなる。

たとえば一日に2000キロカロリーの食事をし、2000キロカロリーを燃やしているとしよう。このとき、体脂肪は増えもしないし減りもしない。それを、高炭水化物・低脂質の食事を一日に6、7回摂ることにして、一日の摂取カロリーを1500キロカロリーに減らしたとする

（これは多くの医療関係者が推奨している方法だ）。すると、カロリーを減らしているにもかかわらず、つねに食事をしているため、インスリン値は高いままになる。インスリン値が高いので、体は体脂肪を燃やすことができないし、「体内に食べ物がある状態」になる。一方、入ってくるカロリーは１５００キロカロリーしかないので、体は消費するエネルギーを１５００キロカロリーに減らさなくてはならなくなる。入ってくるカロリーが減った分を、体脂肪を燃やして補うことができない。体が〝体脂肪を蓄える〟モードになっているからだ。いくら低脂質でカロリーを制限した食事にしても、食べる回数が多いと減量できないのは、それが理由だ。初めは体重が減るが、基礎代謝量が減るにつれて体重は横ばいになり、そのうちまた増えはじめる。

では、ファスティングをしているとき、基礎代謝量はどうなるだろうか。連続４日間のファスティング（４日間何も食べないということ）の研究によれば、基礎代謝量はおよそ10％増えるという。そう、食事をしないと基礎代謝量が増えるのだ。それはなぜか。ファスティングをするとインスリンが減り、インスリン拮抗ホルモンが増えるからだ（インスリンと逆の働きをするホルモンであるため、そう呼ばれる）。インスリンが減ると、このホルモンが増える。インスリンが増えると、このホルモンは減る。このインスリン拮抗ホルモンには、ノルアドレナリン（筋肉の収縮をうながしたり心拍数を上げたりする）、成長ホルモン（細胞の成長と再生をうながす）、コルチゾール（ストレスホルモンとも呼ばれ、意欲や行動をうながす）などがある。ノルアドレナリンが増えると、基礎代謝量も上がる。

基礎代謝量が上がるのは生き残るために起こる反応だ。石器時代に洞窟で暮らしているところを想像してみよう。いまは冬で、食べ物は何もない。そんなときに基礎代謝量が減ってしまったら、食事をしない日が続くたびに体は弱っていくだろう。そうなれば、食べ物を探したり狩りに出かけたりすることも難しくなる。死に向かっていくだけだ。体が弱れば、食べ物を得られる可能性は低くなる。食べ物を手に入れられなければ、さらに体は弱ってしまう。そうなれば、生き残ることはできないだろう。だが、体もそれほど愚かではない。

そこで、体はエネルギーの供給元を変える。食べ物に頼るのではなく、蓄えてある食べ物（体脂肪）を使うことにして、体が活動を停止しないようにする。ノルアドレナリン、コルチゾールなどの拮抗ホルモンの分泌量を増やすことで、それが可能になる。別の燃料を使って体の力を増やすのだ。すると集中力も高まる。焦点も定まる。つまり、ファスティングをしているあいだ、基礎代謝量は増えるのだ。一日に燃やすカロリーが５００キロカロリー減ってしまうやり方よりも、基礎代謝量を保ちながら減量するほうが、はるかに効果的だ。

つまり、「摂取カロリーと消費カロリーが同じであれば太らない」というエネルギーバランスの等式を正しく理解するには、食事で摂るカロリーと運動することによって消費するカロリーだけを見ていてはいけない、ということだ。それでは見当違いだ。大切なのは、空腹をコントロールして基礎代謝量を維持すること。そのためには、満腹ホルモンの分泌量を増やして、インスリン（体脂肪を蓄えさせるホルモン）の分泌量を低く抑えなければいけない。ファスティングをすれば、長期間にわたってうまく減量するために必要な、ホルモンの変化をうながすことができる。ファスティングをすれば、基礎代謝量を保ったまま、空腹感を減らすことができる。それになんといっても、ファスティングは何千年も前から実践されてきた方法だ。ファスティングが行われていた時代にも数多くの疾患があったが、肥満はほとんどなかった。

＜メーガン・ラモス＞

これまでに診てきた患者のことを思い返してみると、ファスティングによって改善した症状は数えきれないほどある。なかでも糖尿病と肥満がいちばん多い。とくに、マルタという女性のケースは印象深かった。彼女は過体重で、重度の2型糖尿病と診断されていたのだが、それ以外にもニキビ、多嚢胞性卵巣症候群、関節痛、喘息、アレルギー、胆嚢（たんのう）疾患、むずむず脚症候群、気分の変動、反応性低血糖、疲労感、胸やけ、橋本病、睡眠時無呼吸症候群などに悩まされていた。ファスティングの効果が出るまで、こうした症状がすべて互いに関連しているとは知らなかったし、ファスティングをすればそれを治せるとは思いもしなかったようだが、じっさい、彼女の症状はよくなった。

では、がん、アルツハイマー病など、もっと深刻な疾患についてはどうだろう。マルタもあのまま不健康な生活を続けていたら、将来そうした疾患になっていたかもしれない。いままでは、科学的に見たファスティングの恩恵は、たんに肥満、糖尿病、あるいは血糖値のコントロールだけにとどまらないということが、信頼性も説得力もある科学的な研究でわかっている。ファスティングは、一見すると食べ物とは関係がなさそうな、さまざまな慢性的な症状を予防することのできるライフスタイルだ。脳にも、気分にも、がんのリスクにも、それ以外の多くのものにも、ファスティングはとても効果がある。

ファスティングと脳

脳は驚異的で、複雑な、回復力のある器官で、ファスティングをしても悪い影響を受けることはない。ファスティングをしたら頭の回転が遅くなったり、鈍くなったり、ボーッとしたりするのではないかと心配になるかもしれないが、心配する必要はない。

それどころか、ファスティングをすると脳の働きがよくなることもあるようだ。「ようだ」と言ったのにはわけがあって、残念ながら、ファスティングが脳に与える影響について、正式に行われた研究はまだない。でも、これまでに行われたふたつの研究によれば――ひとつは24時間のファスティングをしたあとの脳の活動について調べたもの、もうひとつは2日間のファスティングのあとに調べたもの――反応速度、記憶、気分、そのほかの一般的な機能が、ファスティングによって損なわれることはない、とされている。

ネズミを使ったファスティングの研究からは、運動協調性、認知機能、学習機能、記憶が改善することがわかっている。さらに、脳の回路が増えたり、新しい神経が発達したりすることもわかっている。たしかに、ネズミと人間は違う。でも、こうした研究結果は、患者の多くが言うこととも一致する。「ファスティングをすると頭がすっきりする」と、みな言うのだ。

進化の過程を見ても、ファスティングが脳の働きをよくしてくれるというヒントを見出すことができる。食料が少ないとき、哺乳類の多くは器官を小さくして生き延びようとする。ただし、ふたつだけ例外がある。脳とオスの精巣だ。精巣の大きさが変わらないのは、交尾し続けるためであるのは明らかだ。

では、脳はどうだろう。飢えているときはどうなるか、想像してみてほしい。食べ物を見つけるために感覚が鋭くなり、集中力も増すのではないだろうか。たいていの哺乳動物はそうなる。逆に、お腹がいっぱいのときは、頭がボーッとしたり、眠くなったりしたことが、あなたにもあることだろう。感謝祭のごちそうを食べたあとのことを思い出してみてほしい。何もする気が起こらなくなったり、頭がボーッとしたりして、昼寝をすることしか考えられなくなるのではないだろうか。

これまでの研究で最も参考になるのは、ファスティングをさせたネズミにはアルツハイマー病、ハンチントン病、パーキンソン病などの症状があまり出ない、というものだ。ファスティングをするとオートファジー（古い細胞質成分や傷ついた細胞質成分を取り除くプロセスのこと）がうながされる。この研究では、ファスティングをしたネズミは、アルツハイマー病の特徴であるたんぱく質の蓄積が減ったことが確認された。ファスティングをすることで、こうしたつらい神経変性疾患を予防したり、治療したり、よくしたりすることができるとしたら、どれほどいいだろう。命が救われ、苦しむことも少なくなり、何百億ドルにものぼる健康管理コストが削減できるかもしれないのだ。

ファスティングとがん

がんは世界で2番目に多い死因で、毎年およそ1000万人が亡くなっている。6人にひとりががんで亡くなるといわれている。多くの場合、がんになる要因としては、遺伝、有害物質への曝露（ばくろ）、ウイルスなどが挙げられるが、原因が不明な場合もある。そうした不運な場合には、がんの発症を予測することは難しい。でも、これまで避けようがないと思われてきたがんも、ファスティングをすればある程度予防できる可能性がある、という心強い研究がある。

その鍵となるのは、2型糖尿病や肥満とも関わりのある、インスリンだ。乳がん細胞を組織から採取して、実験室で増殖させることはとても簡単だ。グルコース、上皮成長因子、インスリンを加えれば、がん細胞はあっという間に増殖する。ところが、インスリンを取り除くと、乳がん細胞は死ぬ。もう一度言おう。乳がん細胞はインスリンが多いと増殖し、インスリンがないと死ぬ。では、インスリン値を下げるにはどうしたらいいだろう？　ファスティングだ。

がんと関わりのあるふたつ目の要素であり、もとに戻すことが可能なものは、肥満だ。2003年にアメリカがん協会が、アメリカ人の男女90万人を対象に行った研究の結果を発表した。1982年から1998年まで、被験者は数年ごとに追跡調査され、死亡した人とその死因が調べられた。その際、BMIも調べられた。研究が始まったときは、がんを発症していた人は誰もいなかったのに、16年後、およそ5万7000人ががんで亡くなっていた。

驚くのは、BMIが40超の人の場合、がん全般による死亡率が男性で52％、女性で62％高かったということだ。ＢＭＩは食道がん、結腸がん、直腸がん、肝臓がん、胆嚢がん、膵臓がん、腎臓がん、非ホジキンリンパ腫、多発性骨髄腫、乳がん、胃がん、前立腺がん、子宮頸がん、子宮体がん、卵巣がんによる死亡と関連があることは明らかだった。研究者は、がんによって死亡した男性のうち14％、女性の場合は20％が、太りすぎや肥満が原因だったと結論づけた。肥満はがんの大きなリスク因子であることは明らかだ。では、どうしたら体重を減らすことができるだろう？　ファスティングだ。

さらに、オートファジーはがんの成長スピードを遅くしたり、がんになるのを防いだりすることもわかった。この発見は科学者にとって衝撃だった。それまでオートファジーは、がんの成長スピードを速めると考えられていたからだ。２０１９年にネイチャー誌に掲載された研究結果では、オートファジーはがんになる細胞を殺すのにおおいに役立つとされた。オートファジーが働かなくなると、こうした有害な細胞が自己複製し、がんを成長させてしまう。では、オートファジーを働かせるには何をしたらいいだろう？　ファスティングだ。

ファスティングとメタボリック症候群

メタボリック症候群（シンドロームＸとも呼ばれる）は、次の５つのうち３つの症状がある状態のことである。腹部肥満（ウエストサイズで測定）、高血糖（２型糖尿病）、高中性脂肪値、低ＨＤＬ値、そして高血圧の５つだ。

この5つに共通する要因は、インスリンの分泌量が多すぎるということだ。インスリン値が高い状態が長く続くと、体は必要以上に体脂肪を蓄える。すると、細胞にグルコース（糖）が過度に詰め込まれた状態になり、細胞はインスリンに対して抵抗性を持ってしまう。すると、インスリンが分泌されても、細胞はグルコースを取り込まなくなる。血中のグルコースが細胞に取り込まれなくなると、血糖値が上がる。これが、2型糖尿病という疾患だ。

肝臓がグルコースでいっぱいになると、余った糖は脂肪として蓄えられることになり、脂肪肝ができあがる。こうした余分な脂肪を取り除こうとして、肝臓はグルコースを血中に放出する。すると、血中の中性脂肪値が上がり、HDL値が下がる。つまり、インスリンが多すぎると、一連の問題が次から次へと起こってしまうのだ。

メタボリック症候群はインスリンが多すぎることによる疾患なのだから、それを治すにはインスリン値を低くすることが大切だ。最も大きくインスリン値を上げるものは、精製された炭水化物（糖質）だ。だからまずは、精製された炭水化物と砂糖を減らした食事をすることから始めるのがいい。どの食べ物にもたんぱく質、炭水化物、脂質が含まれているので、健康的な食べ物を食べた場合でも、インスリン値はある程度は上がってしまう。だからこそ、ファスティング（断食）はメタボリック症候群の治療にとても有効なのだ。食事をしないでいれば、インスリン値は下がり、低い値のままになる。

ファスティングをすれば血糖値が安定することは明らかだ。けれども、ファスティングを取り入れたライフスタイルにすることの利点はたくさんあって、血糖値を一定にすることは、そのうちのほんのひとつにすぎない。これから見ていくが、ファスティングは体だけでなく心にも、驚くような効果をもたらしてくれる。

第2章

心と感情に与える効果

＜メーガン・ラモス＞

太ってもいないし、病気でもないし、何種類もの薬を飲まなくてもいいし、疲労感もない。そんな状態になれば（ファスティングをすれば、そうなれる）、きっともっと幸せになれるはずだ、と誰もが思うことだろう。これまでに診てきた患者の多くが、それを達成できている。体重が減るにつれて薬の数も少なくなり、体の痛みに悩まされることも少なくなり、気分もよくなった。落ち込むこともなくなったし、パートナーと喧嘩をすることもなくなった。そして、好きなことをできるようになった。

2キロ、5キロ、あるいは10キロやせたいという人も、たいして健康に問題がない人も、ファスティングをすることで人生を変えることができる。ポールという67歳の患者が、まさにそうだった。彼がファスティングを始めたのは妻を支えるためだ。彼の妻は太りすぎていて、ちょうど2型糖尿病寸前だと診断されたところだった。妻とは違って、ポール自身に健康上の問題はない。昔と比べると9キロほど体重が増えてはいたが、それは年齢のせいだと思っていた。妻への思いやりから、ポールは自分も間食をやめ、週に何回か食事を抜くようになった。すると、数カ月後、増えた体重がすっかりもとに戻っていた。それだけではない。心も体も、とても調子がよくなった。

ファスティングには気分を安定させる効果があるというのは、たんなる個人の感想ではない。フロンティアーズ・ニュートリション誌によれば、２０１６年に、平均年齢25歳の女性52人を対象に、18時間のファスティングの効果を調べる研究が行われたという。この研究では気分、苛立(いらだ)ち、達成感、意欲、プライド、コントロール感に変化があるかどうかが調べられた。18時間後の調査によると、女性はファスティングを始める前に比べると怒りっぽかったが、全般的に見ると、意欲、達成感、プライドがとても高まったという。

この結果は、私が長いあいだ行ってきた臨床所見とも一致する。初めてファスティングをする人は不安を感じることがある。これはファスティングをしているときにノルアドレナリンというホルモンが分泌されるからだ。ノルアドレナリンが分泌されると血圧と心拍数が上がり、神経が活性化される。こうした作用が不安となって表れるのだと考えられる。たいてい、こうした作用が2週間以上続くことはなく、ノルアドレナリンの増加に体も慣れてくる。

でも、私が診ている幅広い年齢層の女性からは、短時間の間欠的ファスティングでイライラしたという報告はほとんどない。そのかわり、5日以上の長いファスティングをするときや、初めてファスティングをするときには、感情の浮き沈みがあったり、イライラしたりすることはあるようだ。長いファスティングのときに感情の浮き沈みがあるのは、お腹から大量の脂肪がなくなっていくからだ。脂肪細胞が多すぎるとエストロゲンが過剰に産生されるが、その脂肪細胞がなくなると、たまっていたエストロゲンが血中に放出される。すると、短時間にエストロゲンの量が多くなり、感情に影響が出る。

私がこれまで診てきたところ、体の水分（組織内や体腔内にある水分）が多く失われた人ほど、気分の上がり下がりや苛立ちを覚えがちだとわかった。これは、体内の水分が失われるときに電解質も失われるからだろう。でも、この問題が起こるのは短い間だけで、余分な体重が減ったあとは気分も安定する。

＜ジェイソン・ファン＞

太りすぎていると体の健康に影響があるだけでなく、心の健康や感情面での健康にも影響が出る。太っていようがやせていようが、その人自身を認めるべきだと私は強く信じているが、いまの社会はそれにはまだほど遠い。体重について間違った考え方が広く浸透してしまっているのが実情だ。

その間違った考え方が無意識のうちに偏見を生み、差別が横行している。差別はいたるところにある。太っている人は怠け者で、食いしん坊で、意志が弱いと、多くの人が無意識に思っている。そう思うのは、医療関係者や研究者の多くが言っているように「摂取カロリーと消費カロリーが同じであれば太らない」と考えているからだ。

この誤った「エネルギーバランスの等式」を信じている人は、減量というのはとてもシンプルなもので、誰でも知っているし、やろうと思えば誰でもできるものだと思い込んでいる。食べたエネルギーよりも多くのエネルギーを消費すればいいだけだろう、と。だから、太ってしまうのはソファに座ってばかりいるからだ、ナイフとフォークを置こうとしないからだ、体を動かそうとしないからだ、太っているのは性格に問題があるからだ、などと考える。長期間、カロリー制限ダイエットをして体重を減らそうと頑張っている人の99％が失敗するという事実には、目もくれない。「食べる量を減らして運動量を増やす」研究がことごとく失敗してきたことも気に留めない。その方法がうまくいった研究など、ひとつもないというのに。

私にいわせれば、カロリー制限法を信じている人たちは、間違ってそう信じ込まされてきただけなのだ。問題は、アメリカ人の成人の70％が過体重や肥満であることにではなく、これまで教えられてきた食事のアドバイスが間違っていたことにある。

事実、米国農務省がとった消費に関するデータを見れば、1977年に「アメリカ人のための食生活指針」が発表されて以来、アメリカ人は食生活指針で示されたとおりの食事をしてきたことがわかる。肉や乳製品の量を減らし、動物性脂肪を植物油に変えた。穀物、果物、それから野菜をもっと食べるようにした。その結果、どうなっただろう？　これまで世界が目にしたことがないような、肥満という津波が押し寄せたのだ。

にもかかわらず、肥満になるのは個人に問題があるからだ、という間違った考えが浸透してしまっているせいで、部下にするなら、一緒に働くなら、あるいは上司にするなら、肥満でない人のほうがいい、と考える人がいまだにいる。肥満の人は付き合いにくくて、情緒不安定で、怠け者で、自制心がないと思われている。こうした考え方は少しおかしい、といつも思う。ほとんどの患者が減量しようと長期間頑張っていることを考えれば、「自制心がない」というのは最もそぐわない言葉だ。たいてい、男性よりも女性のほうが手厳しい評価を受ける。過体重の女性のうち、じつに60%が体重のことで差別を受けていると答えているのに対し、男性でそう答える人は40%にとどまっている。

「摂取カロリーと消費カロリーが同じであれば太らない」と信じている人の問題点は、人間の体を極度に単純化して考えていることだ。肥満はその人自身の問題だと考えていて、本当はもっと複雑な問題が絡んでいることなど知りもしない。まずは「摂取カロリー」から考えてみよう。

栄養学の〝権威たち〟は、摂取カロリーは食べるものによって変わってくる、と言う。それは正しい。だが、それでは問題の表面しか見ていないし、単純化しすぎている。あなたが食べ物を口にするのはなぜだろう？　答えはいくつもあるだろう。お腹が空いているから。食べたい気分だから。ストレスを感じているから。薬を飲まなくてはならないから……。第一義的なわかりやすい原因だけを見るのではなく、問題の根本原因に対処しなくてはならない。

次は「消費カロリー」について考えてみよう。栄養学の〝権威たち〟は、運動や一日の歩数で消費カロリーが変わると信じている。だが、それは一日に燃やすカロリーのほんの一部にすぎない。カロリーの多くは代謝に使われる。つまり脳、心臓、肺、腎臓、肝臓、そのほかの器官やシステムで、多くのカロリーが使われる。

肥満になる人の「摂取カロリー」が「消費カロリー」を上回り、体脂肪が蓄積してしまう原因は何だろう。おめでたい人なら「どれだけ食べて、どれだけ運動をしたかによる」などと言うだろう。だが、人間の生理学をもっとよく理解していれば、問題なのは空腹と代謝だとわかるはずだ。

人間は何を食べようか自分で決めることはできても、空腹を感じないでいることはできない。運動をしようと決めることはできても、肝臓にもっとエネルギーを使わせることはできない。空腹と代謝こそが体重の増加を招く重要な根本原因だが、それは自分の意志ではどうすることもできない。だから、肥満は個人の失敗ではない。意志の力が弱いから肥満になるのではない。知識がないから肥満になるのだ。

さて、体重に対する偏見についての話に戻ろう。体重によって稼げる金額が違ってくるというのは信じられない話だが、じっさいに給料に差が出たりする。だが、男性の場合と女性の場合とで話は違ってくる。

女性の場合、やせていればいるほど、お金を稼げる。平均よりなんと30キロほどやせている人でもそうだ。じっさい、女性は少しでも体重が増えると、ぞんざいに扱われる。とてもやせている女性は、平均的な体重の女性よりもおよそ2万2000ドルも収入が多い。逆に、とても太っている女性は、平均的な体重の女性よりもおよそ1万9000ドル収入が少ない。

男性の場合は逆だ。体重が重いほうが収入が多い。ただし、トップの座についたあとは話が変わってくる。男性の場合も女性の場合も、BMIが30以上の肥満の人には（訳注：日本ではBMI25以上が肥満とされている）、いわゆるガラスの天井がある。

2009年に行われた調査によると、一般男性の36％が肥満であるのに対し、男性CEOのなかで肥満の人はわずかに4％だった。けれども、調査によると男性CEOの61％が過体重（BMI25～29・9）だったことから、平均よりも少し体重があるくらいなら許容範囲であることがうかがえる。女性の場合は、もっと違いが大きい。一般女性の38％が肥満なのに対し、女性CEOのなかで肥満の人はわずか3％だ。一般女性の29％が過体重なのに対し、女性CEOのなかで過体重なのは22％だ。

この統計結果は衝撃的で、だからこそ私は、肥満を解消してもっと健康的な人生を送るための方法をみなさんに伝えたいと思っている。

ファスティングがほかの減量法と違う点

1 続けやすい――ファスティングは、体重が減るまでの数週間、特定の食品群を摂らないようにするといった、短期間だけ実践する食事法ではない。長期間、ずっと続けていくライフスタイルである。

2 コストがかからない——特別な食べ物や道具はいらない。それどころか、ファスティングをするとお金の節約にもなる。

3 柔軟なやり方ができる——間食をやめたり、食事を1回抜いたり、丸一日何も食べないでいたりなど、柔軟なやり方ができる。自分に合ったプランを立てられる。

第3章

ホルモンと空腹のコントロールが鍵

〈イヴ・メイヤー〉

空腹はまるでいじめっ子だ、と思っていた。私よりも大きくて、強くて、意地悪で、家にいても、職場にいても、実家にいても、外を歩いていても、いつだって私をいじめにやってくる。でも、子どものころにいたいじめっ子とは違って、逃げることもできないし、先生に言いつけることもできない。だから、この空腹というじめっ子を追い払う方法は、ひとつしかないと思っていた。

食べることだ！

いじめっ子を満足させるために、私は不健康な食べ物を山ほど食べた。そうやって、長年たくさんの食べ物を食べ続けていたら、どれだけ食べてもなかなか満腹を感じなくなった。3回も手術を受けて胃を小さくしてみたりしたけれど、それでもまだ安心できなかった。空腹というい じめっ子は都合の悪いときほどやってくる。集中しなくてはならない大事なときで、食べ物のことなど考えている場合ではないときにかぎってやってくるのだ。いとこの卒業式、娘の幼稚園のお遊戯会、この提案が受け入れられれば高収入が見込めるという大事な会議の最中に、私のお腹は大きな音を立てて鳴ったものだ。

空腹は一日に何度もやってきては私の脳をノックするので、それを黙らせようと、私はたくさんのものを食べた。たいていは一日に6回から10回ほど。糖分が欲しいといじめっ子が言えば甘いものをたっぷり食べ、私自身もハイな気分になり、空腹もおさまった。そのハイな気分も年々短い時間しか続かなくなっていったので、私は甘いものをさらに食べるようになった。そのうち、糖分によってハイな気分になることはなくなって、食べすぎたことを激しく悔やんだりするようになり、深い眠りについているときだけが、そんな気持ちから解放される時間になった。

空腹はまるでいじめっ子だ、とずっと昔から思っていたわけではない。若いときは、お腹が空くのは当たり前のことだと思っていた。でも、大人になってからどんどん太り、もっともっとお腹が空くようになると、私はほかの人と違って空腹に耐えられない性質なのだ、と思うようになった。自分には意志の力がなく、体も心もどこかおかしいのだと思い込んだ。いままでは、どんなことでも人よりうまくできたのに、これはどうしたことだろう。体重や健康のことになると、どうして私はこんなにも無力になってしまうのだろう。何かがおかしいとしか思えない。

その答えをくれたのは、娘のルナだった。小学校に通っていたころ、ルナはいじめられていた。

ある男の子に、いつもいじめられていたのだ。いじめがあまりにもひどくなったので、校長先生が仲裁に入ってくれたのだけれど、何も変わらなかったばかりか、いじめはますますエスカレートした。そこで、学校側は新しい取り組みをすることになり、私たちも自宅で新しい取り組みをしてみることにした。私はルナと一緒に、自分の行いをどのように変えたら、これからいじめが少なくなるだろうか、と考えた。

ルナと話をしたり、彼女の性格について考えたりしているうちに、わかったことがあった。ルナは誰とでも仲良くしたいタイプで、そのためには何でも喜んでやる子だ。周りに受け入れられたいという気持ちが強いので、いじめっ子の言葉に深く傷ついていた。その子の言うことを気に病んで、言われたことはすべてそのとおりだと思い込み、言い返すこともできずに、その子がいると気弱になってしまっていた。そして、いじめっ子が望むようにしていれば、それ以上傷つけられることもないだろう、と考えていた。でも、それでは問題は解決しない。いじめっ子は、自分がいちばん強いと思いたいがために、他人を傷つけているのだから。

ルナはどうしたいのか、いじめっ子にはどんな態度をとったらいいのか話し合っているうちに、私自身もこのことから何かを学ばなければいけない、と気づいた。私にとってのいじめっ子は空腹だ。私がどんな行いをするか、どんな反応をするかで、空腹が力を持つかどうかが変わってくるのではないだろうか。何か食べないかぎり空腹はおさまらないという思い込みは、おかしいのかもしれない。たいていのいじめっ子と同じように、無視していれば、どこかへ行ってしまうのではないだろうか。

よく聞いてほしい。空腹を感じるのはほんの一時のことだ。そして、たっぷり食べたとしても、空腹はまたやってくる。私が自分の食べ方を見直して、空腹を感じるのが一日に4、5回になってからは、お腹が空いたな、とただ感じるだけで、お腹が空いている状態が怖くはなくなった。空腹を感じたからといって、何かを食べなくてはいけないわけではない。長い間の不健康な習慣のせいでつねにお腹が空いているのだということを知り、ファスティングをすれば、それを変えることができるということを理解しよう。

私は、体が蓄えておいた体脂肪を燃やしてエネルギーに変えているところをイメージしながら、ファスティングをすることにしている。ほかにも、自分の体で太っているところ（たとえば太ももなど）にバンドエイドを貼っておいて、私は自分の体を痛めつけているわけではない、と思うようにもしている。お腹が空いたな、と思っても、飢え死にするわけではない。ただ、右の太ももの内側に溜めておいた脂肪をごちそうにしているだけ。この日のためにとっておいたのだから！

あなたも同じようにできるはずだ。体にたくさん脂肪がついているなら、1日、3日間、1週間、あるいはそれ以上、食べなくても生きていけるだけのエネルギーがあるということだ！　だから、食べなくても大丈夫。何か食べなくては、と思ってしまうのは、空腹といういじめっ子がそう思わせているにすぎない。

■空腹といういじめっ子から学んだ7つのこと

1 空腹は習慣　いつも食事をしている時間になると、空腹を感じるもの。食べる回数を少なくすれば、すぐに空腹を感じなくなる。

2 空腹には柔軟性がある　何を食べるかよく考えてから食べるようになれば、次第に空腹を感じることは少なくなっていく。

3 空腹は感じなくなる　お腹が空いても食べずにいれば、そのうち空腹を感じなくなる。

4 空腹は飢えとは違う　ファスティングをしても、生きていくのに必要な、余分な脂肪が体の中にはある。

5 空腹を感じるのには理由がある　脳や体、あるいはその両方からのメッセージかもしれない。

6 空腹を感じたからといって何か食べなくてはいけないわけではない　空腹というといじめっ子に、食べ物を与える必要はない。空腹を感じたら、水やそのほかの水分を摂ったり、まるきり無視したりすればいい。

7 空腹はたいしたことではない　強い気持ちと新しい習慣を身につければ、空腹はたいしたことではないと思うことができる。

＜ジェイソン・ファン＞

間欠的ファスティングを始めるときに多くの人が真っ先に心配することは、お腹が空くのではないか、ということだろう。たしかに、お腹は空く。だが、心配するほどではない。うまくコントロールし、対処し、いままでの考え方を変えさえすれば、空腹はたいした問題ではない。怖れるものでもない。空腹を怖れないことが、空腹を乗り越える鍵ともいえる。

なぜ空腹を感じるのか

私たちはなぜ食べるのだろう。お腹が空いているからだ。では、空腹でなくなるのはどんなときだろう。いくつかのホルモンの働きによって、満腹だと感じたときだ。満腹ホルモンと呼ばれる、とても強力なホルモンがある。また、胃には伸展（しんてん）受容器というものがある。容量を超えて胃が伸びると、満腹だという信号が脳に送られ、私たちは食べるのをやめる。

目の前に食べ物があるから何も考えずに機械的に食べてしまうのだ、とよく言われる。でも、これは真実からはほど遠い。たとえば、５００グラムのステーキが出されたとしよう。多すぎて食べきれないかもしれないと思っていたのに、とても美味しかったので、結局、全部食べてしまったとする。お腹ははちきれそうだ。そんなときは、さらにステーキを食べることを考えただけで胸やけがすることだろう。もう1枚ステーキを出されて「無料ですからどうぞ」と言われても、はたして食べられるだろうか。無理だろう。

満腹ホルモンが分泌されると、私たちは食べるのをやめる。このホルモンが働きはじめると、それ以上に何かを食べるのはとても難しくなる。1キロのステーキを食べられたら食事代は無料、というサービスをするレストランがあるのは、それが理由だ。無料になることは、あまりないはずだ。

満腹ホルモンには、主にたんぱく質に反応するペプチドＹＹ、主に食事中に含まれる脂質に反応するコレシストキニンなどがある。一方、空腹に関係するものとしてはグレリンというホルモンがあって、これは〝食欲増進ホルモン〟とも呼ばれる。これから、グレリンについて少し述べよう。

ほとんどの人がつねにお腹が空いている状態なのは、減量をするには摂取カロリーを消費カロリーよりも少なくするしかない、と信じ込まされてきたからだ。これまで西洋諸国では政府が高炭水化物の食事を推奨してきたが、その食事こそが空腹を招く。ちょっと考えてみるといい。ジャムを塗った白い食パン２切れという炭水化物を中心とした低カロリーの朝食をとったとする。この朝食でどのくらい満腹になるだろうか。たしかにカロリー数は低いかもしれないが、この食事でどれほど空腹がコントロールできるだろうか。この食事には満腹ホルモンのペプチドＹＹを活性化させるたんぱく質が含まれていない。同じく満腹ホルモンのコレシストキニンを分泌させる脂質も含まれていない。胃の伸展受容器を活性化させるほどの量もない。

一方、この食事に含まれるでんぷん（グルコースがつながってできたもので、主に血液中に入る）は、インスリンの分泌を増やす働きがある。空腹を感じるのは、空腹ではないという信号が送られないからだ。すると、10時半ごろに低脂質のマフィンを見つけ出してきては、まだお昼前だというのに、がつがつ食べてしまうことになる。お昼になると、低脂質のパスタをお皿いっぱい食べてしまう。これでは、一日に3回しっかり食べるのではなく、少しずつ6回も7回も食べるペースだ。2時半になると、またお腹が空いてしまって低脂質のグラノーラバーを食べ、夕食にはお米を食べ、そのあとは夜食を求めて冷蔵庫をあさったりすることになる。なぜなら、お腹が空いてしかたがないからだ。

だが、朝食にベーコンと卵を食べれば――脂質とたんぱく質を多く含んだ食事だ――10時半に何か食べたいと思うだろうか。思わないだろう。

ほとんどの人は加工された炭水化物や精製された炭水化物を食べていると思うが、それがさらにこの問題を大きくしている。精製された炭水化物を食べると、血糖値が急激に上がり、膵臓にインスリンを分泌しろという信号が送られる。

インスリンは、食物エネルギーを糖（肝臓内のグリコーゲン）か体脂肪のかたちで蓄えさせるホルモンだ。インスリンが急激に多量に分泌されると、体内に入ってきた食物エネルギー（カロリー）のほとんどは、すぐに体内に蓄えられるようなかたち（体脂肪）に変えられる。すると、代謝に回る食物エネルギーは少なくなる。筋肉、肝臓、脳は、エネルギーとして使うグルコースをもっと必要としているので、さっき食べたばかりだというのに、またお腹が空く。いまの体重を維持したい人にとっても、体重を減らしたい人にとっても、これは最悪なドミノ効果だ。

また、このような加工された食べ物は、食物繊維のほとんど、あるいはすべてが取り除かれているので、お腹がふくれず、胃の伸展受容器も活性化されない。おやつの時間になるころには、それまで摂った食物エネルギーのほとんどは脂肪細胞に取り込まれてしまっているので、またお腹が空くというわけだ！

ファスティングをすると空腹感は減る

ファスティングをしているあいだ、空腹感はどうなるだろうか。お腹が空いてしかたがないのではないかと思っている人がほとんどだろう。だが、真実を知ると誰もが驚く。じつはファスティングをしているあいだ、空腹感は減るのだ。それはなぜか。理由はふたつある。そのひとつは、体が食物エネルギーを得る方法がふたつあることに関係している。

ファスティングをしているあいだ、体は燃料の供給元を変える。血糖（食物から取り込まれるもの）をエネルギーとして使うのではなく、体脂肪（体に蓄えられている食物エネルギー）を燃やすようになる。そのように切り替わるのは、体がケトーシスの状態に入るからだ。ケトーシス状態になると、体は体脂肪として蓄えられている大量のカロリーを使えるようになる。たくさん食べて体脂肪を蓄えてあるのだから、空腹になる必要などないのだ。

グレリンは〝食欲増進ホルモン〟とも呼ばれる。ペプチドＹＹやコレシストキニンと異なり、食欲を増進させる。だから、長期的に減量をしたいならば、グレリンの分泌量を抑えなくてはならない。どうすればそれができるのか。ある研究で、33時間のファスティングをした被験者のグレリンが、20分ごとに測定された。

グレリンの値が最も低くなったのは朝の９時ごろで、これは体の概日リズムに関する研究で、最も空腹を感じないとされた時間と同じだ。また、一般的にこの時間は、一日のなかで最も長いあいだ何も食べないでいた時間が終わる時刻でもある。この結果は「空腹は、たんにしばらく何も食べないでいたから感じるわけではない」という事実を裏づけるものだ。朝の9時までの14時間、何も食べないでいたのに、この時間に最もお腹が空いていないというのだから。グレリンとは逆の働きをするホルモンが目覚める前に分泌されるため、食欲が抑制されるのだ。

つまり、空腹はたんに胃が空っぽになったから感じるのではなく、ホルモンが原因で感じるということだ。だとすれば、食べれば必ず空腹を抑えられるというわけではない、ということになる。

グレリンの分泌がピークを迎える時間は3回ある。その時間は、いつも昼食を食べる時間、夕食を食べる時間、そして次の日の朝食を食べる時間と一致する。これはつまり、空腹とは、学習によって獲得された反応だということを示している。私たちは一日に3回食事をすることが習慣になっていて、たんに〝食べる時間〟が来たからお腹が空きはじめるのだ。だが、こうした時間に食事をしなければ、グレリンが何度も増えることはない。空腹の波が来ても、それは引いていくし、何も食べないでいても、およそ2時間後には空腹感は自然と減っている。空腹を感じてもそれを無視していれば、空腹感は消えていくということを、この研究結果は示している。

少し思い返してみれば、グレリンが少なくなっていくこの反応を、あなたも経験したことがあるはずだ。とても忙しかった日のことを思い出してみよう。昼食も食べずに仕事に没頭していたときのことを。午後1時ごろには空腹を感じただろうが、お茶を飲むだけにして仕事に没頭していたら、3時ごろにはもう空腹を感じなくなっていたことだろう。昼食を食べなくても問題のないように、体は蓄えておいた食物エネルギーを使ったわけだ。それは、ごく自然なことだ。そのために体脂肪があるのだから。体がうまく対応してくれたおかげで、空腹の波をやり過ごすことができたのだ。

24時間のファスティングをしているあいだ、グレリンの平均値は下がっていく。つまり、長期間何も食べずにいると、だんだん空腹を感じなくなっていくということだ。ファスティングの時間をさらに長くした場合も同じだ。最近行われた研究では、3日間のファスティングのあと、グレリンと空腹感は徐々に減っていくことがわかった。どういうことか、もうおわかりだろう。被験者は3日間何も食べずにいたら、空腹感がはるかに少なくなったということだ。これは、私自身が長期間のファスティングをしている患者たちを診てきてわかったことと、見事に一致する。

最後に、グレリンについては、男性と女性とで大きな違いがあるということを付け加えておいたほうがいいだろう。男性がファスティングをした場合、グレリンの減少幅は小さいが、女性の場合は大きく減少する。女性のほうが、より空腹を感じづらくなるのなら、ファスティングから受ける恩恵は女性のほうが大きいのではないか、と思うだろう。そのとおりだ。長期間のファスティングをすると食欲がまったくなくなっていくようだ、と多くの女性が言っている。

ファスティングを始めたばかりの人は、ファスティングをすれば空腹をコントロールできるだけでなく、減らすこともできるのだと知って驚くことが多い。彼らはよくこんなことを言う。「胃が縮んだみたい」「いままでみたいに、たくさん食べられない」。これは大成功ということだ。

もう空腹を感じないなら、体と協力しながら減量ができているということであって、体とまるで戦うようにして減量をしなくてもいいということ。間欠的に長期間のファスティングをすれば、カロリー制限ダイエットとは異なり、体重が増えてしまう最大の原因である空腹を調節できる。空腹を感じさせる主なホルモンであるグレリンは、ファスティングをすると減るので、空腹はコントロール可能な問題となる。いや、問題ですらなくなるかもしれない。だから、怖れずにファスティングをする準備をしてみよう。ファスティングを始めれば、すぐに空腹というじめっ子を退散させられるようになる。しかもファスティングは、あなたが思っているよりも、ずっと、はるかに簡単だ。

〈メーガン・ラモス〉

数枚のガーリック・トースト、パスタ1皿、アイスクリーム1皿を食べても、まだお腹が空いている、という経験があるだろうか。夕食を食べて帰ってきたあと、寝る前にポップコーンを1袋、こっそりと食べたことは？　そんな経験があるのはあなただけではない。毎日、いろいろな人から同じような話を聞くし、私自身にもそんな経験がある。ベルトをゆるめなくてはいけないくらい食べたので、もう満腹だと頭ではわかっているのに、お腹はまだ空いていると訴えている。どうしていいのかわからず、コントロールすることもできず、満たされることはないと知りながら、好きなだけ食べてしまう……。

ところが、まったく逆の人もいる。ランチにサンドイッチを半分、あるいはサラダを少し食べただけでお腹がいっぱい、という人がいる。けっして控えめに言っているわけではなく！ そういう人は本当にお腹がいっぱいで、それ以上食べると気分が悪くなってしまうので食べないのだ。

私の患者の多くは、減量手術を経験している。食欲がコントロールできない状態になってしまい、体を管理するためには手術が必要だと考えたからだ。減量手術をすれば体重も減るし健康状態もよくなると医者は言うが、たいがいうまくいかない。はじめこそいくらか体重が落ちるものの、何カ月かたつと体重は少しずつもとに戻っていく。それどころか、いままで以上に食欲がコントロールできなくなったと感じるようになる。「いったいどういうこと？」と、彼らは絶望したような顔で言う。「胃を物理的に小さくしたというのに！」

これは、私たちが空腹というものを間違って理解していることの証だ。お腹が空くのは、いくら食べてもいっぱいにならないくらい胃が大きいからではない。自制心がないから空腹になるわけでもない。意志の力でお腹を空かないようにさせることはできない。お腹の空き具合を自分で決めることもできない。あなたのお腹は空いているか、空いていないかのどちらかだ。

食欲はホルモンによってうながされるものなので、あなたがやらなくてはいけないのは、ホルモンの分泌量を変えることであって、腸のバイパス手術をすることではない。カロリーを計算することでもない。根本原因であるホルモンをコントロールしないかぎり、いくら胃を小さくしても、食欲をコントロールすることはできない。減量するにはカロリー計算ではなく、空腹をコントロールすることが必要だ。

空腹になるのは、たんなる習慣

自分の食欲は異常だと私が悟ったのは、同じ飛行機に乗りあわせたある女性が、客室乗務員からもらった小さなプレッツェルの袋の中身を食べきれないのを見て、どうして食べないんですか、と思わず非難しそうになったときだ。私自身は袋の中身を1分足らずでむさぼるように平らげてしまったので、なぜその女性がほんのふたつプレッツェルを食べただけで残りを食べずにいるのか、理解できなかった。その後は目的地に着くまでずっと、混乱し、腹を立て、イライラしていた――お腹が空いていたのがいちばんの理由だったのだけれど。目的地について飛行機から降りた私は、わっと泣き出した。なんだか自分がみじめに感じられてしかたがなかったのだ。でも、それだけではなかった。冷静で合理的なもうひとりの自分が、忙しく考えを巡らせていた。

いったいあれはどういうことだったのだろう。医学研究者として成功していた私が、サービスで出されたプレッツェルの袋ごときに、あれほどカリカリするなんて。これまで、どんなことでも自分を律してきたのに、どうして食べ物のことになると自制できないのだろう。何かがおかしいに違いない、と思った。でもそれは、意志の力とか自制心の問題ではない。性格の問題でもない。空腹になるのはたんなる条件反応なのだから。じつは空腹とは、習慣の問題なのだ。

毎朝7時に欠かさず朝食を食べ、12時に昼食を食べ、夜の6時に夕食を食べていると、体はその時間にお腹が空くようになる。昼食をたっぷり食べた日や、夕食時になってもお腹が空きそうにないときでさえ、6時の〝夕食の時間〟になると〝お腹が空く〟。こうした習慣がまだできていない小さな子どもは、食事の時間になっても食べたがらないことがよくあるだろう。でも、少し大きくなって習慣ができてしまうと、お腹が空いていなくても食べるようになる。

いまの時代、食べるのは一日に3回とはかぎらない。ほとんどの人が間食をしたりして、一日に6回以上も何かを食べている。最近、私が参加した会議では、出席者に豪華な朝食がふるまわれた。そのあと10時半にお茶の時間があり、参加していた医師のほとんどがちょっとしたものを食べていた。アメリカにあるオフィスでは、午前中や午後のミーティングに、たいてい誰かがマフィンやベーグルを持ってくる。

でも、ちょっと考えてみてほしい。さっき食事をしたばかりなのに、いったい食べる必要があるだろうか？　食べる必要はまったくない。私たちはつねに何かを食べることが癖になっているだけなのだ。まったくお腹が空いていないにもかかわらず。

さらに、空腹というのはとても暗示にかかりやすい。たとえお腹が空いていなくても、ショッピングセンターのフードコートを歩いているときに、チーズがたっぷりのった熱々で美味しそうなピザの香りがしてくれば、食べたくなってしまう。自然にそうなるのだ。私にはあのプレッツェルの小さな袋を開ける音が、食事の時間を知らせるベルのように聞こえたわけだ。お腹が空いているわけではなかったのに、食べ物のことを考えただけで、それ以外のことが考えられなくなってしまったのだ。それはたんなる反射的な反応で、自律心や意志の強さとは関係がない。

つまり、考えなくてはいけないのは、その反応をどうやって抑えるか、ということだ。それにはファスティングが、唯一無二の解決策となる。食事を何回か抜いて、食べない時間を長くすれば、一日に3回～6回も食べるといういまの習慣を変えることができる。食事の時間だからお腹が空くのではなく、本当に飢えているときにだけ、お腹が空くようになる。

また、一日じゅう何も食べないでいれば、刺激と食欲との関係を断ち切ることができる。たとえば、テレビを観たり、映画を観たり、長時間のドライブをしたり、子どものスポーツチームの練習を観たりすると何か食べたくなるのは、それによって食欲が刺激されるようになってしまっているからだ。私の場合、飛行機に乗ることが刺激になっていた。あの小さなプレッツェルの袋のことを考えただけで、空腹が刺激されてしまう。客室乗務員があの袋を持ってやってくるころには、私はすでによだれを垂らしていたということだ。

ファスティングをすれば、こうした条件反応を断ち切ることができる。2時間ごとに食べる習慣がないならば、あなたがパブロフの犬のように2時間ごとによだれを垂らすことはないだろう。逆に、2時間ごとに何かを食べる習慣があるならば、通りを歩いていてファストフードの店を目にするたびに、食欲が抑えきれなくなるのは当然だ。私たちの周りには食べ物の写真や情報、食料品店などがあふれかえっている。いつでも簡単に食べ物が手に入る環境があるうえに、パブロフの犬のような条件反応が身にしみついているとなれば、健康には有害だ。

でも、習慣というのはきっぱりやめようと思っても、なかなかうまくいかないもの。研究や私の臨床経験によれば、不健康な習慣をただやめるよりも、有害でないほかの習慣に置き換えるほうが、はるかに効果的だ。

たとえば、テレビを観ながらポテトチップスやポップコーンを食べるのが習慣になっているとしよう。テレビを観ながら何かを口にするのをやめても、どこか物足りない気分になるだけだろう。そこで、太るもとであるスナック類を食べるかわりに、ハーブティーやグリーンティーを飲んでみよう。もちろん、初めはそれだけでは満足できないだろうけれど、〝物足りない〟という気分は少し和らぐだろう。私自身もそうしているうちに、ジャスミン・グリーンティーがとても好きになり、何か食べたいときにはそのお茶を飲むようになった。禁煙をしたい人がガムを嚙むのと同じことだ。

ファスティングをしているあいだは、昼食（あるいは朝食）をまったくとらないのではなく、コーヒーを1杯飲むだけにすればいい。家でボーンブロス（訳注・鶏、豚、牛、魚などの骨からとったスープ）をつくって、夕食にはそれを飲むだけにすればいい。習慣はきっぱりやめるよりも、ほかのものに置き換えたほうが、長い目で見たときにうまくいく。

食習慣には社会の影響も大きい。友人と会うときは、一緒に食事をしたり、お茶をしたり、お酒を飲んだりするものだ。それが普通だし、自然なことだし、国を問わず、万国共通の人間の文化というものだ。それに抗ってもうまくいくわけがない。社会や友人との交流を断つのは健康的なことでもない。ではどうすればいいか。べつに抗わなくていいのだ。第20章でも述べるように、自分のスケジュールに合わせてファスティングをすればいい。

自分がホルモンをうまくコントロールできるようになり、以前のように空腹を感じなくなっているると気づいたのは、血液検査の結果からでも、体組成検査の結果からでも、洋服のサイズからでもない。あるとき、私の親友――姉妹といってもいいほど親しかった――が出産で命を落としかけたことがあった。私がお見舞いに行ったとき、彼女はすでに回復室に移っていたが、生まれたばかりの男の子は新生児集中治療室で治療を受けていたので、彼女はひどく取り乱していた。病院で、私はジャスミン・グリーンティーが飲みたくてたまらなくなり、病院内のカフェテリアに行った。

お茶を飲んでいるとき、そのカフェテリアには、私がかつて好きだった食べ物がたくさんあることに気づいた。プレッツェル、ポテトチップス、ベーグル、フライドポテト……。でも、そのとき私が口にしたいと思ったのはお茶だけだった。そうした食べ物を食べたいとは思わなかったし、隣の席で誰かが食べているのを目にしても、なんとも思わなかった。ここまで長く厳しい道のりだったが、ついに私は勝利したのだ。有害な習慣（ジャンクフードを食べること）をやめて、無害な習慣（グリーンティーを飲むこと）を手に入れることができたのだ。

ファスティングをしたことで、私は再び自分の体をコントロールできるようになった。それがどれほど私に力を与えてくれたか、言い表すことはできない。そもそも、なぜこれほど苦労しなければならなかったのかと思うと、いまでもときどき悲しい気持ちになるときがある。食べ物が簡単に手に入りすぎる世の中に、怒りを感じるときもある。それでも、自分でこの問題を解決する手段があると知り、それをほかの人にも伝えられるのだと思うと、心も落ち着く。

知り合いの若い医者で、何年も肥満と闘っている人がいたが、結局、彼は低炭水化物ダイエットをしていくらか減量することができた。理想的な体重までにはならなかったが、ある程度減量に成功したので満足したようだった。それでもまだ、彼は不健康な食べ物をやめられなくて苦労していた。

そんな彼も私のところで1週間過ごし、患者がファスティングをして元気になっていくのを見ているうちに、7日間のファスティングをやってみようという気になった。もうおわかりだろう。まる1週間何も食べないということだ。それほどの苦労もなく彼はファスティングを始めたが、自分は空腹に耐えられるだろうかと不安がっていた。「心配しないで大丈夫」と私は声をかけた。「ただ時が過ぎるのを待っていればいいのよ」。ファスティング期間が終わるころにフォローアップをしたところ、彼は笑顔でこう言った。

「生まれて初めて食事を抜いたよ。食べたいという気にならなかった。ファスティング中だから食べなかったんじゃない。ただ、本当にお腹が空かなかったんだ。食欲がどこかへ消えてしまったんだよ！　食欲がなくて食事をしなかったのは初めてだ」

毎日、彼のような患者を目にする。彼らは私のオフィスにやってきては「久しぶりに自分の体をコントロールしていると感じられた」と言って泣く。姿勢まで変わったのがわかる。いままでは背筋をすっと伸ばして、胸を張り、堂々としている。目の輝きも違う。患者のこんな変化を見るときが、いちばん嬉しい。

空腹という習慣をやめる方法

いつも食べている時間、場所、状況になると、お腹は空くものだ。空腹という条件反応を起こさないための簡単な方法は次のとおり。

1 食卓でしか食べないようにする。仕事や勉強をする机の上では食べない。車の中では食べない。ソファでは食べない。ベッドでは食べない。授業中は食べない。映画館やスポーツ観戦のときには食べない。

2 たとえば、いつも3時半に間食をしているので、3時半になると何か食べたくなってしまうなら、その時間にアラームをセットしおいて、アラームが鳴ったら、何かを食べるかわりに1杯の水やコーヒーや紅茶を飲む。それでお腹が満たされたと感じるかもしれない。

3 飛行機に乗っているときは、客室乗務員が近づいてきたらヘッドフォンをつけて、スナック類は断ろう。

第4章 カロリーを制限してもやせられない

〈イヴ・メイヤー〉

「もうフォークを置いたらどう？　そうすればやせられるよ！」。いったい、いままでに何度、こんな言葉を耳にしたことだろう。

私と同じように、これまでに何度も食べる量を減らそうとして、そのたびに失敗してきた人もいるはずだ。私は、ちょっと太ってきたかな、と心配になりはじめた8歳のときからダイエットをしてきたけれど、そのほとんどが何らかのかたちでカロリーを制限する方法だった。

次のようなものも **〝カロリー制限法〟** といえる。

- 摂取カロリーと消費カロリーのバランスを考えて食べる。

・少しずつ、何度も食べる。
・入ってくるエネルギーと出ていくエネルギーを考えて食べる。
・一度に食べる量を制限する。
・科学でいうところの、熱力学の法則を考えて食べる。

私が初めて挑戦したダイエットは、最高に馬鹿げたカロリー制限法だった。ティーンエイジャーになってすぐのころ、7キロほど体重が増えてしまったことがあった。そこで、自分が食べて満足するものは何かと考え、それを中心にしたダイエットをすればいいのだと考えついて得意になっていた。その名も〝チョコレートバー・ダイエット〟！

まず、朝食も昼食も食べないことにした。毎晩、夕食だけはお皿の上のおかずを適当につつき、おしゃべりをしていないときに一口か二口だけ食べ物を口に放り込んで、母の目をごまかした。学校にいるときは、午後になってお腹が鳴りはじめたら、階段のところにある自動販売機でキットカットをこっそりと買う。そして袋を開けると、まず外側のチョコレートをかじり、そのあと中身のウエハースを1枚ずつはがして食べていくのだ。私は20分かけてその〝食事〟を堪能した。一日に食べるのを1000キロカロリーにすれば、やせられると思っていた。キットカットはたったの218キロカロリーだから、すぐにやせるはずだ！

キットカット・ダイエットを1週間続けると、体重は2・7キロ減った。けれども、少しも気分がよくなかったし、つねにお腹が空いている状態だったので、1週間後にはダイエットを断念し、前と同じ食生活に戻ってしまった。それからの2週間で、私は4キロ太った。

私の場合、ダイエットをしようと思い立つのは、いつも同じパターンだ。自分の三段腹を見下ろしたとき、両足の太ももが擦れてしまうとき、やせられたらどれほどすてきな毎日になるだろうと考えたとき。そして1日か2日でダイエット計画を立てたあと、全力で取り組む。

これまでに試したのは、〈スリムファースト〉や〈ニュートリシステム〉のダイエット食品、〈ウェイト・ウォッチャーズ〉のダイエット・プログラム、キャベツスープ・ダイエットなどだ。ジュースクレンズ・ダイエットも何度も試した。きちんと量が計算された美味しそうな食事の写真が載った雑誌を見たり、スパや健康施設が勧めているダイエット法をやってみたり、主治医がつくってくれたプログラムをやってみたりしたこともある。これまでに実践したカロリー制限ダイエットの種類は50をくだらない。脂質、塩分、水分、多量栄養素、そのほかほとんどすべての栄養素の計算をしてきた。1日に摂ったカロリーは200だったり、600だったり、800だったり、1200だったり、1800キロカロリーだったりした。いつも初めは体重が減る。でも、そのあとはきまって不機嫌になり、疲労を感じ、怒りっぽくなり、イライラし、集中力がなくなり、自分がやっていることを情けなく感じるのだった。

食べる量を減らせば減らすだけ、お腹が空いた。減量に失敗するたび、自分は負け犬だという思いが強くなった。希望が持てなくなり、ダイエットをやめて好きなだけ食べるようになると、体重は戻るどころか、前より数キロ増えてしまったりした。この〝悪夢のような体重増加のループ〟は、けっして逃れることのできない危険な悪循環で、私が幸せな気分でいられるのは、新しいダイエットを始める前の数日間だけだった。
数年前にファスティングを始めるまで知らなかったのだが、カロリー制限をすればやせられるというのは嘘だ。私はこれまで何度もダイエットに失敗して、みじめな思いをしてきた。つねにお腹が空いていたし、肥満を解消することもできなかった。なぜうまくいかないのか、わからなかった。

〈メーガン・ラモス〉

なぜうまくいかないのか？　それは、カロリーを減らせばやせられるという考え方が、単純化されすぎたものだからだ。それに、カロリー制限法のもとになっている論理は、完全な間違いだ。これから詳しく説明しよう。

カロリーと代謝

「摂取カロリーと消費カロリーが同じであれば太らない」という仮説――エネルギーバランスの方程式――のもとにあるのは、「体脂肪の蓄積＝摂取カロリー－消費カロリー」というシンプルな公式だ。私たちは摂取カロリーにばかり気をとられていて、消費カロリーについては、運動をすればいいのだろう、くらいにしか考えていない。カロリーの消費とはもっと複雑なものであると私たちが考えようとしないのは、基礎代謝量について考えはじめたら大変だからだろう。

先にも述べたが、基礎代謝量とは、生きていくために体が燃やさなくてはならないエネルギー量（カロリー）のことだ。基礎代謝量には運動による消費エネルギーは含まれない。体内の臓器が機能するために必要なエネルギーのことだけを指す。基礎代謝量を測るのは難しいため、〝専門家〟のなかにも基礎代謝量は一定であると考える人がいる。

でも、それは真実ではない。基礎代謝量は摂取カロリーや、呼吸、総消費エネルギーなどの要素によって、50％も上下する。

カロリー制限ダイエットがある時点からうまくいかなくなるのは、それが理由だ。カロリーを減らすと、基礎代謝量も減りはじめる。つまり、摂取カロリーを減らすと、その結果として消費カロリーも減ってしまうのだ。体内の器官は体全体で使われるエネルギーを減らしはじめる。再生活動を少し減らし、呼吸を少し減らし、認知機能を少し減らす。するとすぐに、使われるカロリーは少なくなる。たとえば、５００キロカロリー少ない食事をしたとすると、体が燃やすエネルギーも５００キロカロリー少なくなるので、結局、体脂肪が減ることはない。これが、カロリー制限ダイエットがうまくいかない理由だ。

カロリー制限ダイエットを何回か試したことのある人は、最初は体重が減るけれど、そのうち横ばいになってしまったという人がほとんどだろう。イヴのように、日がたつにつれて空腹が増し、体が燃やすカロリーが減ったために体温も低くなり、疲労感を覚えるようになる。基礎代謝量が落ちると、さらに努力したとしても、減量できるのはほんの短期間だけ。そのうち、このままでは体を壊してしまうと思ってダイエットをあきらめ、もとどおりの食生活に戻る。すると、数週間のうちにもとの体重よりも多くなってしまう。数カ月から1年ほどたつと、また違うダイエットをしてみるものの、それも方法こそ違えどカロリー制限法にすぎず、基礎代謝量については何の考慮もしていない方法だ。

あなたにも同じような経験があるのでは？　では、カロリーをどのようにとらえればいいのか、考えてみよう。

カロリーがすべてではない

新しい患者が来たときには、まずこう言うことにしている。「減量するために食べないほうがいいと思うものを、ジャンクフード以外で5つ挙げてみてください」。だいたいの人がパン、米、パスタ、じゃがいも、トウモロコシと答える。その答えを聞いたうえで私は、こうした食べ物を食べるとたしかに太るけれど、どれも脂肪分とカロリー数は少ないのですよ、と話している。そう、太りやすいのにカロリーが少ないのだ。

そう聞くと、たいていの患者はとても驚く。でも、詳しい説明はあとにして、まずは、いままでに聞いたことのある栄養についての情報のほとんどは、まったくの間違いであるということを理解してもらうようにしている。そのあと、彼らにはもうふたつ質問をする。

「炭酸飲料1缶と一握りの生アーモンドの、どちらがより太ると思いますか？」

こう訊くと、患者は間違えるはずがないとばかりに、元気よく答える。もちろん炭酸飲料です、と。そこで、続けてこう訊く。

「一握りの生アーモンドは減量に役立つと思いますか？」

すると、ほとんどの患者が「役立つと思う」と答える。

その答えを聞いたあと、肝心な質問をすることにしている。

炭酸飲料1缶は160キロカロリーで、太りやすい。一方、生アーモンドも同じ160キロカロリーなのに、減量に役立つ可能性がある。カロリーが同じなのに、結果が違うのはなぜだと思いますか、と。もしカロリー数に大きな差があれば、結果は変わってくるのだろうか。カロリーが同じなら何を食べても結果は一緒だというのなら、炭酸飲料を飲んで暮らしていても――イヴの場合ならキットカットを食べて暮らしていても――体重は減るはずではないのか。

もちろん、そんなことはない。体が食べ物を代謝する仕組みはもっと複雑なのだ。

同じカロリーのふたつの食べ物を食べても、その食べ物の成分次第で、ホルモン反応は大きく異なる。炭酸飲料に含まれる糖類は血糖値を急激に上げ、膵臓に多量のインスリンの分泌をうながす。一方、アーモンドに含まれるたんぱく質と脂質を摂っても、そうした反応は起こらない。アーモンドを消化しても、血糖値はわずかに上がるだけだ。

つまり、犬は犬でもたくさんの種類の犬がいるように、カロリーはカロリーでもその内容によって体の反応は違うということだ。炭酸飲料を飲んだときとアーモンドを食べたときでは、ホルモン反応や代謝反応がまったく異なるので、太るかどうかも変わってくる。

また、体の機能は、それこそ血糖値から体温まで、すべてホルモンによって統制されている。「摂取カロリーと消費カロリーが同じであれば太らない」という仮説は、脂肪細胞はホルモンによって統制されていないと言っているも同然だ。体のすべてをホルモンが統制しているのに、脂肪細胞だけ統制されていないということがあるだろうか。この考え方はまったく意味をなさない。

では、カロリーのせいではないとすると、私たちはなぜ太るのだろう。その答えを聞いても、2型糖尿病の患者にインスリンを処方したことのある医師なら、驚きはしないだろう。なぜなら、患者はインスリン投与を始めると太るからだ。投与量が増えるにつれて、体重もどんどん増えていく。食べる量を少なくしようと、運動量を増やそうと、彼らは太っていく。

つまり、体重をコントロールする鍵はインスリンにあるということだ。

ファスティングが効果的なのはなぜか

「代謝を上げるために、脂質を避け、食べる量を減らしましょう」というアドバイスでは、空腹をコントロールすることはできない。食べる量を減らせないのは意志の力が弱いからだ、太ってしまうのは自己責任だ、とあなたも言われたことがあるだろう。これはまったく真実ではない。

それに、カロリー制限をした食事をすると、代謝がとても低くなってしまう。

ファスティングはまったく逆だ。ファスティングをしているときに分泌されるノルアドレナリンというホルモンは、基礎代謝量を上げる働きがある。定期的にファスティングをするようになれば、代謝が上がり、体重ももっと減るようになる。

47歳のある女性の話をしよう。彼女はアメリカで人気のあるダイエット法をすべて試していたが、基礎代謝量は一日487キロカロリーだった。[*] これはとても低い値だ。体重61キロ、身長165センチ、47歳の女性の標準的な基礎代謝量は1200キロカロリーだ。そこで6カ月間、間欠的ファスティングを実践し、低炭水化物・高脂質の食事をしたところ、彼女の基礎代謝量はおよそ800キロカロリーまで上がった。そして1年後には1200キロカロリーになった。彼女の体重が減りはじめたのは、新しいライフスタイルに変えてから6カ月後のことだ。

彼女はファスティングの科学を理解し、ファスティングと新しい食事法こそが解決策であるとわかった。辛抱強く取り組んでくれたことを、本当に嬉しく思っている。ファスティングを取り入れてから8カ月~1年後には体重がもっと落ち、これまでに27キロの減量に成功している。カロリー制限ダイエットでは、とてもこんな結果は得られなかっただろう!

＊　基礎代謝量は専門の施設で測定してもらえる。測定するには、12時間の絶食と、8時間以上の睡眠をとったうえで、二酸化炭素と酸素の量を測る必要がある。理想的な基礎代謝量は、次の計算式で求めることができる。
男性の基礎代謝量＝10×体重(㎏)＋6・25×身長(㎝)－5×年齢＋5
女性の基礎代謝量＝10×体重(㎏)＋6・25×身長(㎝)－5×年齢－161

〈ジェイソン・ファン〉

『トロント最高の医師が教える世界最新の太らないカラダ』でも書いたとおり、カロリーにばかりとらわれているのは正しくない。ちょっと考えてみよう。1970年代まで肥満の人はほとんどいなかったし、自分が食べた物が何キロカロリーなのか考える人はいなかった。自分が何キロカロリーのエネルギーを燃やしたのか、気にする人もいなかった。運動はたんに楽しみのためにするものだったが、どの国の人たちも、いまよりもはるかに健康的でスリムだった。ほとんどの人がカロリーを計算しなくても肥満にならなかったのに、いまの世の中でカロリーを計算することが大事だと言われているのはなぜなのだろう。5000年ものあいだ、私たちの社会で太りすぎが問題となることはなかったのに、1980年以降、私たちがカロリー計算や歩数計を手放せなくなったのはなぜなのだろう。何がいけないのだろうか。

1970年代以降、アメリカの食生活には大きな変化がふたつあった。まず、食事から脂質を減らし、炭水化物の量を増やすべきだと推奨された。パンやパスタをもっと食べるようにと言われたわけだが、その結果、体重は減らなかった。だが、もうひとつ、気づかないうちに大きな問題となったのは、食事の回数が増えたことだ。

過食の社会

1980年代以前は、朝食、昼食、夕食と、一日に3回食事をするのが普通だった。もしお腹が空いていなければ、食事を抜いても問題ない。ところが、2004年になると、一日に食べる回数が6回近くに増えた。およそ2倍だ。間食はたんなる息抜きではなく、健康的な習慣として推奨された。食事を抜くなんてとんでもない、と言われるようになった。世の中はいったいどうなってしまったのだろう。体重を落とすために、つねに食べていなければならないなんて。

食事を抜くと悲惨な結果になるので、どんなことがあっても食事を抜いてはいけない、と医師やダイエットの専門家が言い、雑誌などにもそう書かれている。食べないのはいけないと言われているが、もし食べなかったらどうなるだろうか。ちょっと考えてみよう。食べなければ、体は必要なエネルギーを得るために、体に蓄えておいた体脂肪を燃やす。それだけのことだ。体脂肪を蓄えてあるのは、使うため。食事をしなくても、体脂肪を使えばいい。

小売業が発展したのも、社会や家庭やビジネスにおいて、いまのような文化が定着したのも、背景にはこうした過食の習慣がある。いまでは一日に何度も食べ物を口にする機会がある。朝食を食べ、午前中のミーティングには誰かがマフィンやベーグルを注文し、昼食を食べ、午後の休憩時間にも何か食べ、夕食を食べ、そのあとはおつまみを食べながらお酒を飲み、さらにテレビの前に寝転んでスナック菓子を食べる……。

こうした生活をするようになったのは比較的最近のことで、安価で低品質の食べ物が大量に生産される社会になってからのことだ。少し考えてみれば、何かを食べているのが普通で、食べないでいることのほうが難しいだなんて、何か変ではないだろうか。昔だったら、ドーナツ1個を食べるのに、どれほどの苦労が必要になるか考えてみるといい。19世紀のアメリカの農場に暮らしているとしよう。まずは小麦を栽培し、牛を育てて乳を搾り、砂糖を買わなくてはならない。6カ月たったら小麦を収穫して、それを挽(ひ)いて小麦粉にして、牛乳と砂糖と混ぜ合わせなくてはならない。美味しいドーナツを食べるまでには、さらに数時間の作業が必要になる。こんなに大変なら、ドーナツなど食べなくてもいいと思うかもしれない。

でも、いまの世の中では、ハイウェイの出口には必ずといっていいほどダンキン・ドーナツのお店がある。私が働いている病院にもドーナツ屋がある。

いまのように肥満が問題になる以前の、１９７０年代はどうだっただろう。１８００年代よりもドーナツを手に入れるのははるかに容易だったはずだが、社会ではあまりいいこととはされていなかった。

学校から帰ってきて、おやつが食べたいと言っても、たいてい母親にこう言われたことだろう。「夕食が食べられなくなるわよ」。寝る前に何か食べたいと言っても「だめ。もっと夕食を食べればよかったのよ」と言われただろう。職場で午後のミーティングにマフィンをもっていったら、常識のない奴だとか変な奴だと、同僚から思われたことだろう。子どものころに悪さをして、お仕置きに夕食を食べさせてもらえなかったとしても、一度食事を抜いたぐらいで、取り返しのつかないほど健康に害が出るのではないかと心配する人などいなかった。ダイエットの専門家も、医師も、栄養学の専門家たちも、一日に3回、栄養のある食事をしましょうと言っていた。だが、社会は変わってしまった。

ファスティングの効果を理解して実践していた人たちも、周辺に追いやられてしまった。かつては、ファスティングをするときは、同じ考えを持つコミュニティの人たちが一斉にファスティングをしたものだ。たとえば、もしあなたがカトリック信者ならば、四旬節(しじゅんせつ)のファスティングについて神父が話をしてくれたり、教会に通う家族や友人が一緒にファスティングをしてくれたりしたことだろう。会議の席に食べ物が出されることもないし、スナック類を売っている自動販売機もないし、その期間は誰も何も食べないので料理もしない。イスラム教徒でも、ユダヤ教徒でも、仏教徒でも、ヒンズー教徒でも、ファスティングの期間は同じようなものだろう。

宗教上の理由で行われていたファスティングは、それほど難しいものではなかったはずだ。もちろん、お腹は空いただろうが、みんなそうだと思えば、苦にはならなかっただろう。こっそり食べてしまおうと思っても食べる物がないし、食べられないということがどれほど不快なことか悟るのもまた、四旬節の意義だ。信者たちは毎年、四旬節の時期になると、当然のようにファスティングをしていた。ごちそうを食べるときもあれば、ファスティングをするときもある、というだけのことだ。

さて、時間を現在まで早送りしてみよう。私たちは肥満問題に苦しんでいるというのに、間食は健康にいいと盛んに推奨されている。子どもにおやつをあげないと、児童虐待などといわれる始末だ。車の中だろうと、仕事机だろうと、歩きながらだろうと、電話をしながらだろうと、映画館の中だろうと、物を食べて構わない。車には食事をしやすいように、カップホルダーまでついている。医師も、栄養学者も、ダイエットの専門家も、つねに何かを食べていないと〝飢餓状態〟になってしまうので、食事を抜くとかえって太る、と言う。

人間は自分が決めたことに従って動くと私たちは思っているが、行動心理学によると、人間の動機は社会からの影響を受けている部分が大きいという。行動経済学でノーベル賞を受賞したダニエル・カーネマンとリチャード・セイラーによれば、ダン・アリエリーの述べているように、人間が不合理な行動をすることは、容易に予測できるという。

たとえば、臓器提供の割合を例にとって考えてみよう。

デンマークの臓器提供の割合はおよそ4％だ。一方、隣国のスウェーデンでは89％だ。デンマーク人とスウェーデン人はさまざまな点で似かよっているのに、割合がこれほど違うのはなぜだろう。それは、意思表示の仕方が違うからだ。デンマークでは、臓器提供プログラムに参加したい人が該当欄にチェックを入れることになっている。一方、スウェーデンでは、臓器提供プログラムに参加したくない人が該当欄にチェックを入れることになっている。割合に差が出るのは国民やその価値観の問題ではないということだ。

もうひとつ、例を挙げてみよう。最近、私はアマゾンプライムの無料体験をしてみたのだが、無料期間が過ぎたあと、自動的に有料会員に登録されてしまっていた。利用しなくなってからもずいぶん長い間、私は有料会員だった。もちろん、こういうことはよくある。問題が複雑すぎたり、面倒なものだったりすると、惰性に流されてしまうもの。どうすればいいかわからなくなると、決められたことに従ってしまうのが人間だ。

では、1970年代に、減量に効くと惰性的にいわれていたことは何だっただろう。2000

年代にこうすると太ってしまうと惰性的にいわれていることは何だろう。つまり、問題は私たちにあるのではないということだ。問題はシステムや設定にある。そして、いちばん大きな問題は、太っているのはシステムの問題ではなく個人の問題だと、私たちが思っていることだ。個人の問題だというならば、１９７０年代に比べて現在のほうが肥満の人が多いということは、現在の私たちの意志が当時の人に比べて弱いということになる。そんな馬鹿な話があるだろうか。そうした思い込みがあるから、太っている人を嘲笑（あざわら）うような風潮ができてしまうのだ。

　１９７０年代といまとの違いは、いまは〝食べている〟状態が普通だが、１９７０年代は〝食べていない〟状態が普通だったということだ。これには、臓器提供の話と同じくらい面倒な話が絡んでくる。だが、幸いにもこの状態を変えるのに意志の力は必要ない。ただ、普通の状態を変えればいいだけだ。それには環境を変えなくてはいけないが、それは自分自身を変えることよりも、はるかに簡単だ。〝食べていない〟状態が普通になれば、むしろ食べるときにだけ、意志の力が必要になるからだ。

　午後のミーティングのことを考えてみよう。どうにも退屈なミーティングなので、とくにお腹が空いているわけでもないのに、美味しいチョコチップクッキーのことを考えていたとする。そのときあなたは、無礼にもミーティングを抜け出し、車に乗り込んで近くのお菓子屋さんまで行き、クッキーを買うだろうか？　そして、同僚が無言で非難の目を向けてくるなか、クッキーの食べかすをシャツにつけたままミーティングに戻るだろうか？　もちろん、そんなことはしないだろう。では、事務所の所長がこのミーティングのために、クッキーとコーヒーを用意してくれていたとしたらどうだろう。おそらく90％の人は、何も考えずに、会議室に置いてある美味しそうなクッキーに手をのばすのではないだろうか。

食べるか食べないかの違いは、どうして生まれるのだろう。デンマークとスウェーデンの臓器提供割合の違いと同じように、たんにデフォルト設定の問題だ。好きなときにおやつを食べていいし、ミーティングでは必ず出されるので食べざるをえない、というのがいまの普通の状態だ。それを変えれば、自然と減量ができる。間欠的ファスティングをすれば〝食べていない〟状態が普通の状態になるので、体重を減らすことができる。つまり、ファスティングとは〝食べていない〟状態が普通になるという、新しい〝食べ方〟なのだといえる。

食べる物やその量についての考え方を変えれば、そして、食べる時間と回数についての考え方を変えれば、とても気が楽になると私は思っている。自分を取り巻く環境を違った目で眺めてみて、つねに何かを食べている生活が普通ではないのだと気づけば、何を食べるかつねに考えていなければならないというプレッシャーからも解放される。つねに何かを食べていなければならないという負担は、もうない。つねに買い物のことを気にする必要もないし、間食をしなくてはいけないという心配もしなくていい。

空腹を感じるのは悪いことではないし、体の自然な生化学反応にすぎない。初めは、ファスティングをするのは難しく感じるかもしれないが、ファスティングとは結局のところ、あなたの体と心とライフスタイルに自由をもたらしてくれるものなのである。

第5章 健康的な食べ方を身につける

＜イヴ・メイヤー＞

ファスティングを成功させるには、何を食べるか、はっきりと決めておくことが肝心だ。そう、ファスティングをして減量するには、「何を食べないか」と同じくらい、「何を食べるか」が重要になってくる。

ただ、この考え方とは反対の研究結果もある。食事を変えなくても、ファスティングをするだけで効果があるという医学研究はいくつもある。そうした研究によれば、どんなものを食べようと、ファスティングをしさえすれば血糖値も下がるし、減量も期待できるという。たしかに、そういう人には数人会ったことがある。そのうちの1人はサリーという20代後半の女性だ。彼女は体重を一定に保つために、間欠的ファスティングをしていた。そのほかにも有酸素運動や筋トレを週に3日やっていた。とても健康で、たとえばドーナツ、ケーキ、スイートポテト、ステーキ、フライドチキンなど、いつも好きなものを食べていた。彼女はたしかに好きなものを食べてはいたけれど、計画的に食べるようにしていて、食事をするのは一日に1回か2回、午後8時以降はいっさい食べないようにしていると話してくれた。

ジャックという64歳の男性の場合はこうだ。彼は砂糖の摂取量を減らそうと何度も挑戦していて、とくにアイスクリームやクッキーを食べないように頑張っていたのだが、とても無理だと気づいた。それでも、間欠的ファスティングをしているあいだは甘いものも食べないので、ファスティングをしてまったく間食をしないことにしたほうが、普通に食べながら甘いものだけを我慢するよりもはるかに楽だとわかった。そこで、ジャックは朝食を抜くことにして、昼の12時と夜の7時の2回だけ食事をするという生活を2カ月続けた。すると、11キロも体重が減り、高血圧の薬も飲まなくてよくなったそうだ。

いまのふたりの例のように、食べる物を変えないままファスティングをしてもうまくいくのなら、なぜこれから「何を食べるべきか」という話をしようとしているのだろうか。それは、ジャックとサリーが例外的な人だからだ。私がこれまでに会ったほとんどの人は、食べる物をうまく選べないでいる。もちろんファスティングだけでもある程度は効果があるけれど、何を食べるべきかもっとよく考えれば、もっと健康になれる。より健康的な食生活とファスティングを組み合わせれば、ほとんどの人がもっと長く続く、より大きな成功を手にすることができる。

私の場合もまさにそうだ。ガンボやベニエを好きなだけ食べる生活はもうしなくなった。最近では、食事の9割は炭水化物を含まないものにして、主にたんぱく質と脂質を摂るようにしている。たとえば、アボカド、チーズ、肉、魚介類に、青物野菜やベリー類を付け合わせて食べたりしている。残りの1割は、好きなものを食べてもいいことにしていて、ケーキ、パン、揚げ物、チョコレート、果物、穀物などを食べている。

私の場合、9割を健康にいい脂質を多く含んだ低炭水化物の食べ物にしておけば、体重は減るか横ばいになるとわかっている。それに、体も元気だし、健康に悪い食生活をしていたときのように、頭痛や副鼻腔炎が度々起こることもない。一日に4、5回はお腹が空くけれど、それは私にとってすばらしい進歩だ。これまでは毎日、朝から晩までずっとお腹が空いて死にそうだったのだから。高脂質な食べ物をよく食べるようにしたおかげで、満腹の状態が長く続くようになった。

さあ、今度はあなた自身が、何を食べてお腹をいっぱいにするか、そして健康になるか、考える番だ。このあとはメーガンが、低炭水化物・高脂質の食事にすればファスティングを生活に取り入れやすいわけを、わかりやすく教えてくれる。これなら、きっとあなたも実践できることと思う。ただし、何が自分にいちばん合うのかよく考えながら、いろいろな食べ物を試してみることを忘れないようにしよう。

〈メーガン・ラモス〉

科学的に見れば、減量が失敗するのも、それに伴ってさまざまな健康問題——たとえば、心血管疾患、2型糖尿病、さまざまながん、脳卒中、メタボリック症候群、多嚢胞性卵巣症候群など——が起こるのも、ホルモンのバランスが悪いからであることは明らかだ。あなたが選んだ食べ物が、あなたの血糖値を上げ、インスリン値を上げ、体脂肪が燃えるのを妨げ、満腹であるという信号を受け取れなくさせている。たしかに、こうした数々の問題は、ファスティングをすれば解決できる。けれども、イヴも述べているように、何を食卓にのせるかは、何を食べないのかと同じくらい、大切な問題だ。

この章では決められた食事プランを提案したり、順を追ったダイエットの仕方を伝えたりはしない。ジェイソンもイヴも私も、ほかの多くの医師や研究者と同じように、低炭水化物で、体にいい脂質を多く含んだ食事をするのが、ファスティングを取り入れた生活を続けていくのにいちばんいいと考えている。こうした食生活をどの程度取り入れるかはあなた次第だし、人によって違う。

たとえばイヴは、食事の9割を低炭水化物・高脂質のものにしている。私の患者のなかには、加工していない炭水化物はどうも苦手だという人もいる。これから、大雑把ではあるけれど、低炭水化物で体にいい脂質を含んだ食事の利点と、食べたほうがいい食品群についてまとめてみよう。

低炭水化物の食事とは

炭水化物とは、糖質、でんぷん質、食物繊維からなる化合物のことだ。じゃがいもからパン、米、炭酸飲料まで、あらゆる食べ物に含まれていて、人間の体にとって豊富なエネルギー源となる。けれども、ピラミッド型の食事バランスガイドに書かれているのとは異なり、必ず食べなければいけないものではない。炭水化物を摂らなくても、人間の体はグルコースを必要とするわずかな器官のために、たんぱく質をグルコースに変えることができる。

炭水化物にはふたつの種類がある。精製されたものと、精製されていないもの。精製された炭水化物はふたつの糖分子でできていて、ブラン（ふすま）、食物繊維、栄養分は取り除かれている。たとえばパスタ、純度の高い砂糖などがそうで、精製された炭水化物を食べると血糖値が急激に上がる。精製された炭水化物が胃に到達すると、膵臓がインスリンの分泌量を増やして、速やかにグルコースに変えられる。

全粒穀物、豆類、イモ類などの精製されていない炭水化物は、糖が長くつながってできている。精製された炭水化物よりも体内で燃やされるスピードは遅いが、それでも膵臓からインスリンが分泌される。血糖値も上がる。

先にも述べたように、体内のグルコースの量がつねに多いと、2型糖尿病や、心臓病、脳卒中などの疾患リスクも増える。炭水化物を食べると体内でグルコースに変換されてすぐに燃やされるため、なかなか体脂肪を燃やす機会がない。炭水化物を食べるとすぐに血糖値が上がるが、またすぐに下がるのでお腹が空く。すると、もっと食べたくなる。そうやって、どんどん食べる回数が増えていく。すると、太る。

では、低炭水化物の食事とはいったいどのようなものだろうか。どの程度を指して「低」というのだろう。決まった定義があるわけでもないし、ダイエットのプランによって少しずつ違うが、ゆるやかな低炭水化物ダイエットでは、炭水化物を一日に50グラムから100グラムくらい摂るのが一般的だ。中くらいの場合は一日に21グラムから50グラム程度、厳格なケトジェニック・ダイエットの場合は一日に摂る炭水化物を20グラム以下にする。西洋諸国では、典型的な男性の場合、一日に200〜330グラムほどの炭水化物を食べていて、女性の場合は180〜230グラムほど食べている。こうして数字を見てみると、私たちが普段どれほど炭水化物を食べているのかがよくわかるし、ほとんどの人が炭水化物を減らさなくてはならないとわかる。

でも、炭水化物の量をつねに量れといっているわけではない。それは時間の無駄だし、食べ物の質よりも数字にばかり気をとられてしまうことになりかねない。ほかの炭水化物をいっさい摂らずに、チョコレートバーのミルキーウェイ（1本に含まれる炭水化物は40グラム）を一日に3本食べていれば低炭水化物ダイエットになる、という話ではない。次に挙げる食べ物を避けて、その代わりに乳製品、魚介類、鶏肉、赤肉、根菜以外の野菜、ナッツ類を食べるようにしよう。こうした食べ物には体にいい炭水化物が含まれているし、体重が増えることはない。

避けるべき炭水化物（それぞれの食品の下に書かれているグラム数は、その食品を約100グラ

ム食べた場合の炭水化物の量）

キャンディー――70グラム

ドーナツ――49グラム

一般的に、精製された（白い）砂糖が含まれている製品はすべ̀て̀避̀けたほうがいい。スポーツドリンク、炭酸飲料、ケーキ、クッキー、アイスクリーム、朝食用シリアル、マフィンなどがこれに該当する。

白いパン――46グラム

ゆでたパスタ――29グラム

でんぷん質もすべて避けよう。パン、バンズ、パスタ、そのほか小麦粉（全粒粉も含む）でできているものが、これに該当する。でんぷん質を含んだ食べ物のどれに精製されていない炭水化物が含まれていて、どれに精製された炭水化物が含まれているのかを見分けることは難しいことが多いので、すべて食べないことにしておけば、そういう心配をしなくてすむ。さらに、〝グルテンフリー〟は〝炭水化物が含まれていない〟という意味ではないので、そう書いてある製品も避けよう。

炊いたお米――28グラム

お米も高炭水化物の食品だ。精白されておらず栄養素が取り除かれていない玄米の場合でも同じだ。低炭水化物ダイエットをするときは、米類はすべて避けよう。

じゃがいも――15グラム

じゃがいもを使ったあらゆる食品、たとえばポテトチップス、フライドポテトなども含む。

豆類

驚く人が多いが、豆類も高炭水化物の食品なので、ベジタリアンやヴィーガンの人でなければ、低炭水化物ダイエットをするときは避けよう。

果物

ブルーベリー、ラズベリー、いちごなどは、一日に1回程度なら食べてもいい。そのほかの果物は避けよう。バナナ、マンゴー、オレンジにはビタミンが豊富に含まれているが、炭水化物も多く、血糖値が上がる。

グリセミック指数とグリセミック負荷

炭水化物が血糖値に与える影響をよく理解するためには、「グリセミック指数（ＧＩ）」と「グリセミック負荷（ＧＬ）」というふたつの用語を理解しなくてはいけない。グリセミック指数とは、炭水化物を含む食品50グラムを食べたときの、消化スピードの速さと血糖値の上昇度を示す数値だ。ＧＩ値は１から１００までの数値で表され、数字が小さいほど急激に血糖値が上がることはなく、数字が大きいほど血糖値が急激に上がることを示している（各食品のＧＩ値を知りたければ、ネットで検索してみよう。食品ラベルにはほとんど書かれていない）。当然ながら、炭水化物が多く含まれている食品のＧＩ値は高い。

でも、血糖値を上げないためには、ＧＩ値だけを見ていてはだめで、食べる量も勘案しなくてはいけない。一度に50グラムも食べない食品もあるし、50グラムよりも多く食べるのが普通という食品もあるからだ。ＧＩ値と通常食べる量の両方を勘案したものが「グリセミック負荷（ＧＬ）」で、これを見れば、標準摂取量のある食品を食べた場合に、インスリン値がどの程度上がり、それがどれくらい続くのかがわかる。ＧＬ値の求め方は次のとおり。

ＧＬ値＝（ＧＩ値×標準摂取量に含まれる炭水化物の量（ｇ））÷１００

たとえば、りんごのＧＩ値は38で、標準摂取量のりんごに含まれる炭水化物の量は13グラムだ。

すると、りんごのGL値は（38×13）÷100＝5となる。スニッカーズのGI値は55で、炭水化物の量は64グラム。すると、GL値は（55×64）÷100＝35となる。わざわざGL値を計算しなくてもわかっていると思うが、スニッカーズをひとつ食べると、血糖値が急激に上がり、りんごよりもはるかに速く下がる。

また、低グリセミック負荷の食事にすれば、減量以外にも効果がある。GL値が20未満のオートミールや大麦などの炭水化物は、糖尿病、心臓病、がんなどのリスクを減らす効果もある。

ファスティング中の食事に向いている低GL値の食品

次に挙げる食品はグリセミック負荷が10以下の食品なので、食事に取り入れるのにいい食品だ。それ単体で食べてもいい！

- にんじん
- ナッツ類
- 肉、魚介類
- ベリー類
- プレーンヨーグルト
- チーズ

脂質は体にいい

私が子どもだったころは、食品に含まれる脂質が悪者扱いされていた。脂質が多く含まれたものを食べると太る、とほとんどの人が思っていて、バター、チーズ、油、卵、赤肉、そのほかの脂っこいものは、健康でいたいなら避けるべきだとされていた。脂質が真っ先に敵として挙げられたのは、脂質が心臓や血管に悪いと誤解されていたことが一因だ。脂質はコレステロール値を上げる、と誰もが信じていた。そして、そのコレステロールが動脈を詰まらせ、動脈が詰まって心臓発作を起こし、それがもとで亡くなる、と考えられていたのだ。1960年代以降、広くそう信じられてきたが、じつはこれは正しくない。

脂質には2種類ある。飽和脂肪酸と不飽和脂肪酸だ。飽和脂肪酸は室温では固体の状態で、肉、チーズ、バターなどに含まれている。不飽和脂肪酸は室温では液体の状態で、アボカド、菜種油、オリーブ油などに含まれている。飽和脂肪酸はLDLコレステロールの値を上げるので、動脈血栓が起き、心臓病につながるのではないかと、かつては怖れられていた。

だが、2005年に発表された、心臓病を発症したことのある235人の女性を3年にわたって追跡調査した研究の結果によると、脂質の摂取量と動脈の閉塞は関係がないことがわかった。じっさい、飽和脂肪酸を最も多く摂っていた女性たちは、それよりも少ない量を摂っていた女性よりも、血栓が少なくなったのだ！

ほかにも、飽和脂肪酸が健康に悪くはないことを示す研究がある。日本で5万8543人を対象に14・1年にわたって行われた研究でも、飽和脂肪酸をたくさん食べると心臓発作と脳卒中の予防になることがわかった。これまで長い間、私たちは間違った情報を得ていたのだ！　じつは、飽和脂肪酸も含めすべての脂質は体に**いい**。

脂質を摂るのにいい食品は何だろう。次に挙げるもののなかから、幅広く食べることをお勧めする。

- **肉**　牛肉、豚肉、ラム肉、ジビエ、鶏肉などの肉や、鶏肉の皮に含まれる脂質を摂るといい。牧草で飼育された家畜の肉ならホルモン剤があまり使われていないので、そちらを選ぼう。
- **魚介類**　どんな種類のものでもいいが、とくにサーモン、サバ、イワシ、ニシンにはオメガ3脂肪酸がたくさん含まれているのでいい。
- **卵**　好きなように調理して食べよう。
- **調理用油**　ココナッツオイル、オリーブ油、バター、ギー（東南アジア、中東、インド料理などで使われるバターの一種）、アボカドオイル、牛脂は、どれも健康にいい。
- **乳製品**　全脂肪乳製品、ヨーグルト、ナチュラルチーズを選ぼう。
- **ナッツ類**　マカデミアナッツ、松の実、ブラジルナッツ、アーモンドを摂るといい。ピーナッツとカシューナッツは避けよう。
- **果物**　オリーブ、アボカドを摂るといい。ベリー類は一日1回までにしておこう。

ケトーシスとファスティング

ケトーシスとは、体がグルコースを燃やすのをやめ、脂肪を燃やしはじめる状態のことをいう。ファスティングを始めてからおよそ24時間たつと起こる、いたって普通の代謝過程だ。脂肪を分解してつくられるケトン体は脳関門を通過して、脳が機能するために必要なエネルギーを多量に供給する。ケトン体は体内のほかの器官や筋肉で使われることはない。けれども、ファスティングをしているあいだ、脳にとっては欠かせないものである。

ケトーシスとファットアダプションはよく混同されるので、説明しておこう。ファット（脂質）アダプション（適応）は、ケトーシスの状態が少なくとも4週間続いたあとに起こるプロセスのことだ。低炭水化物の食事に体が適応できるようになったことを示す。ファットアダプションの状態になると、体は脂質だけを燃やすようになる。炭水化物を摂らなくてもよくなり、早く満腹を感じるようになり、しかもその状態が長く続く。炭水化物を食べても、これまでのように血糖値が急激に上がることはなくなり、すぐにもとの値に戻るようになる。気づかないうちに、ファットアダプションの状態になっていることもある。

食事の際に気をつけること

ファスティングをしているときの食事は、バランスのとれたものにすることが大切だ。脂質が多い分には構わないだろうと考えて、別途、食事に脂質を加えたりしなくていい。いくら脂質を摂るのが体によくても、ポークチョップに必要以上にバターを加えなくていい。豚肉に含まれる脂質は体にいいし、バターに含まれる脂質も体にいいのはたしかだが、余分な脂質を摂る必要はない。脂質があればあるだけ体がそれを燃やすというわけではない。

野菜を摂ることも大切だ。さまざまな種類の野菜をたくさん食べよう。根菜以外の野菜、たとえばカリフラワー、ブロッコリー、キャベツ、芽キャベツ、ケール、カラードグリーン、チンゲン菜、ほうれん草、アスパラガス、ズッキーニ、ナス、マッシュルーム、きゅうり、玉ねぎ、ピーマン、葉物野菜（レタスなど）は、体に必要なビタミンやミネラルを豊富に含んでいる。それに、炭水化物の量はとても少ない。体にいい脂質をたくさん含んでいるアボカドやオリーブもたくさん食べよう。果物を食べたいときは、ベリー類は一日1回までにしておこう。

精製された砂糖や加工された食べ物は摂らないこと。これは、いくら言っても言い足りない。キャンディー、クッキー、チップス類、清涼飲料水は摂らないでおこう。商品の袋を見て、材料が10種類ほど書いてあるようなものは、食べてはいけない。できれば、新鮮で、そのままの食べ物を食べ、のどが渇いたときは水をたくさん飲もう。のどが渇いているのをお腹が空いたと思ってしまうことも多い。だから、いつでも手元に水を置いておくといい。よく水分を摂るようにしていれば、お腹が空いてお腹が痛くなることもないだろう。

第6章 食に対する考え方を変える

〈イヴ・メイヤー〉

キャラメリゼしたペカン・ナッツをバリバリと嚙むと、舌の上一面に、まるで毛布を掛けられたかのように温かい砂糖のつぶが広がる。クリスマスツリーの下に置かれたプレゼントを探すのと同じくらい、至福のひとときだ。

7歳の私は、母のつくったプラリネを、よく鍋からスプーンですくって舐(な)めたものだ。プラリネとはルイジアナでいちばん有名なお菓子で、砂糖、無糖練乳、バター、ペカン・ナッツ、それにいくつかの隠し味でできている。〝ケイジャンの神々の飲む霊酒〟ともいわれるこの甘い液体を厚手の鍋に入れて火にかけ、まるでお菓子の国にいるかのような甘い香りがしてくるまでかき混ぜる。母がつくるプラリネは絶品で、ついにはお菓子の会社をつくったほどだ。両親が仕事から帰ってきて、私が宿題を終わらせたあとは、家族みんなでテーブルに集まって売り物のプラリネを袋に入れてラベルを貼り、出荷するために箱詰めをした。

テーブルの上に落ちたプラリネのくずを、私はいつも食べていた。そうやって一緒に過ごす夜は、家族団らんのひとときだった。そのころは、体にエネルギーを与えるために食べるという意識はまったくなく、食べることはいちばんの楽しみだったし、愛する人たちと一緒に過ごす大切な時間だった。私にとって、食べることは心にエネルギーを与えることだった。幸せなときはとても元気になったし、母が病気のときはつらい気持ちが慰められた。いつでも食べることで心が満たされると思っていたから、私は太った。だから、ファスティングを始めたときは、まずその考えを捨てなくてはならなかった。そこで私は、食べることに対する考え方を変えることにした。

食べるのはエネルギーを得るため

食べ物に対する考えを改めるための第一歩は、食べ物は体にエネルギーを与えるものであると考えること。それだけだ。食べ物は美味しいし（美味しくなくてはいけない！）、家族の集まりに、ローズおばさんのデビルドエッグや、レバノン料理のキッベや、ローストチキンなどなくてもよかったというつもりはないけれど、だからといって、料理が愛情の証とは思っていない。家族の会話が弾んだのは美味しいプラリネのくずがあったからではないし、たくさん食べなければ、料理をしてくれた人に感謝の気持ちが伝えられないということもない。ファスティングを始めたとき、私は意識的に、食べるのは体にエネルギーを補給するためであって、それ以上でもそれ以下でもないと自分に言い聞かせ、それまで抱いていた食べることへの複雑な思いを断ち切った。

さらに、私の体には脂肪というかたちで、もう十分にエネルギーが蓄えられていて、ファスティングをすればそれを燃やすことができる、と繰り返し自分に言い聞かせなくてはならなかった。

自分の食べ方を振り返る

ごほうびに何か食べる、という人はとても多いだろう。私の家族も、たとえば、テストでAをとったとか、ソフトボールの試合に勝ったとか、バンドでソロ演奏をしたとか、ただいい天気だからとか、何かいいことがあるたびに、お腹がいっぱいになるまで食べた。食べ物はいつでもそばにいてくれる友だちで、私を祝ってくれたり、いいことがあったときはその喜びをもっと大きくしてくれたりした。

けっして気まぐれな友だちではなかった。何かうまくいかないことがあったときも、いつもそばにいてくれた。メリーランド州ベセスダにある国立衛生研究所の待合室で、父が瞬きをして涙をこらえながら私を抱きしめ、母の不調の原因をいま調べてもらっているところだ、と言ったときも。

その日、ランチをとりに立ち寄ったカフェテリアで、私は肉汁があふれんばかりのパテの上にプロヴォローネ・チーズがたっぷりとのった、最高に美味しいチーズバーガーを食べた。そのチーズバーガーが、当時8歳だった私の不安な気持ちと、これまでに感じたことがないような怖さを吹き飛ばしてくれた。

私のような人はほかにも大勢いるだろう。食べ物は退屈なときや寂しいときもそばにいてくれるし、心のすき間やスケジュールの合間を埋めてくれる友だちであり、いい気晴らしである。大学に入ったころは、高校でさんざんやってきたクラブ活動にもうんざりしていたし、限界まで自分を追い込むことにも疲れきっていた。ただのんびりと毎日を送りたかった。そんなときも、食べ物はいつだってそばにいてくれる友だちだった。ひとりで、あるいは友だちと一緒に、いつも何かを食べていた。食べ物を口に運ぶのに忙しく、食べることでつねに喜びを得ていた。

そうして2学期が終わるころには、23キロも体重が増えていた。体重102キロの20歳の私は、デート相手を見つけるのも難しかった。自分への自信もなくなっていき、好みではない男性と付き合ったりもした。自分は選べる立場ではないと思っていたからだ。当然うまくいかなかったけれど、そんなときでも食べ物はそばにいてくれて、カップケーキをひとつ食べさえすれば、心の痛みは消えていった。大人になるころには体重は136キロに達し、服のサイズは4Lになった。

もちろん食べ物は敵ではないけれど、親友のように慰めや、ごほうびや、気晴らしを求めてはいけない。あなたにとって食べ物とはどんな存在だろう。それを知るにはどうすればいいだろうか。それには、自分が極端に食べすぎてしまうのはどんなときか、振り返ってみるのがひとつの方法だ。

親友の結婚式で、嬉しくなってケーキを3切れも食べてしまったとき？　それとも、最愛の祖母のお葬式で、前菜のカニのディップでも食べていないと、気が滅入ってしかたがなかったときだろうか？　あるいは、もっと普通の、たとえば椅子に座って仕事をしているときや、プロジェクトに必死で取り組んでいて、ちょっと気晴らしをしたいときかもしれない。私のように、食べ物が心の支えになってくれたことも、きっと数えきれないくらいあるだろう。思い出すのもつらい出来事もあるかもしれない。次のような方法でやってみると簡単だ。

日曜日にノートを開いて、月曜日から日曜日まで1ページずつ曜日を書き込んでいく。月曜日になったら、その日に食べた物や飲み物を、朝食、昼食、夕食、間食まで含めてすべて書き留める。すべて書かなくてはいけない。食事や間食で食べた物を書いたら、その隣にそれを食べたり飲んだりしたときに感じた気持ちや、なぜそれを食べたり飲んだりしたのかを書いていく。

そのときの気持ちや状態をすべて書こう。もちろん、お腹が空いていたかどうかも。食べたあとすぐに記録をとったほうがいいので、小さなノートをいつも鞄に入れておくといいかもしれない。あるいは、台所、車の中、職場に、それぞれノートを置いておいてもいい。携帯電話を使ってもいいだろう！　前の日に書いたものや、もっと前に書いたものを見返したくなるときもあるだろうけれど、我慢しよう。つねに正直に、けっして書き直さないこと！

1週間たったら、ノートに記入した感情をひとつのリストにまとめよう。必要に応じてうまく内容をまとめること。たとえば「精神的に疲れてしまって、自分の生産性が落ちていると思ったので、オレオを3枚食べた。食べたあとは気分が上がった」と書いてあったら、「生産性低下。疲労感。少量のエネルギー補給」と記入する。じっさいファスティングを始めると、食べ物と結びついているこうした感情を特定して分析することができるようになり、食べることと感情とを切り離すことができるようになる。

自分の気分がよくなるものを知っておく

ファスティングをするときは体にいい物を選ぶことも大切だが、自分の体の声をよく聞くことも大切だ。お腹が満たされてエネルギーが湧いてくるようなものを食べるようにして、体の調子が悪くなったり消化が悪くなったりするものは摂らないようにしよう。私はそういう食べ物のリストを携帯電話に記録しておき、いつでも追加して書けるようにしている。食べると気分がよくなる物と、食べると気分が悪くなる物のリストをつくってあるのだ。リストに食べ物を追加していくと、あるパターンが見えるようになってくる。そうすると、買い物をするときも、気分がよくなる物だけを買えるようになる。

ふたつのリストをつくって1カ月たったら、ぜひそれを見直してみてほしい。食べると気分が悪くなる物のリストは、「再検証する食べ物」と名前を変えよう。そして、もう一度食べてみて、自分の味覚や感情が変わっていないか、確かめてみよう。たとえば私の場合、お米が「再検証する食べ物」のリストに入っていた。

そこで、最近日本に行ったとき、小さなお茶碗に入ったご飯を食べてみることにした。美味しいかどうか確かめてみるためだ。食べてみて、もし美味しく感じなかったとしても、そのリスクは許容できると思った。はたして、そのご飯はとても美味しく、食べて後悔することはなかった！

いまでは、ときどきご飯を食べるようになった。一方、最近、ずっと好きだった綿菓子を食べてみた。1年ほど綿菓子を食べていなかったら（砂糖をほとんど摂らないようにしていたので）、綿菓子をまったく美味しいと思わなくなっていたことに自分でも驚いた！　一度に4つ食べたこともあったのに、いまではほんの一口でさえ食べたいとは思わない。もう綿菓子を食べることはないだろう。

■

私の食べ物リスト

食べると気分がよくなる物

レタス、ベーコン、チーズ、ステーキ、サーモン、アボカド、トマト、ビーフ（牧草で飼育されたもの）、卵、ソーセージ、チキン、ブロッコリー、ラズベリー、ディルピクルス、マグロ、スペアリブ、キャベツ、ステビアで甘味をつけたダークチョコレート

食べると気分が悪くなる物

アイスクリーム、綿菓子、じゃがいも、パン、バナナ、小麦粉、スウィートポテト、（脂肪分の多い）生クリーム、ステビアで甘味をつけたキーライムパイ

食べて楽しいと思えるものがあまりない人は、もっといろいろなものを試しに食べてみるといい。食べることに罪悪感を覚える必要はない。食べることはいつだって楽しくあるべきだ。

〈メーガン・ラモス〉

いつの時代も、世界のどんな場所でも、食べ物はお祝いの席には欠かせない。祝祭日には昼からごちそうを食べ、誕生日にはケーキでお祝いをする。裏庭でバーベキューを楽しんだり、駐車場や空き地でテールゲート・パーティーをしたり、ご近所で持ち寄りパーティーをしたり……。食べ物があればコミュニティが生まれ、人と人とのつながりができる。それには何の問題もないし、ファスティングをしているからといって、こうした特別な機会に参加してはいけないということもない。それがときどきならば問題はないが、毎日ごちそうやケーキを食べるようになると、問題が起こる。なぜなら、そこが、たんに食べるのを楽しむことと、食物依存症との境界線だからだ。

食物依存症とは

たんに食べるのを楽しむことと、食物依存症との違いはとても微妙なものだ。はるか昔から人間は食べるのを楽しんできたが、食物依存症は近年になってから生まれた問題だといえるだろう。

人間は、滋養があって、エネルギーが補給できて、一日じゅう、あるいは長いあいだ活動できるような食べ物を好むように進化してきた。同時に、食べるのをやめることも学んできた。ほら穴で暮らしていた原始人は、太りすぎたら生き残っていけなかったからだ。獲物を捕まえることができなくなっただろうし、ライオン、トラ、熊などの肉食動物から逃げることもできなくなっただろう。人間が生き残ってこられたのは、十分に食べ、かといって食べすぎることもなく、ただ食べ物がそこにあるから食べるという食べ方をしてこなかったからだ。

食べるのをやめるタイミングになると、満腹を感じるメカニズムが自然に働く。リブアイステーキのように素材そのままの食べ物は美味しいし、エネルギーとして長い時間使うこともできるし、体脂肪として蓄える栄養素も豊富に含まれている。でも、だからといって、1・4キロのステーキを一度に食べられはしないだろう。とても無理だ！

お腹がいっぱいになると、それ以上は食べられない。1枚の大きなステーキを食べてたんぱく質と脂質を摂ると、もう満腹であるという強力な信号が体から自然に発せられ、食べすぎを防ぐようにできている。果物のように天然の甘さを持った食べ物を食べたときも、満腹を感じるメカニズムが働きはじめるので、こうした食べ物の依存症になることはない。りんご依存症だという人に会ったことがあるだろうか？　にんじんを食べるのをどうにもやめられないという人には？　会ったことがないだろう。

いまは、肉食動物から逃げなくてはならなかったり、生き残るために狩りをしなければならなかったりする人はほとんどいない。そのかわりに、食料品店に行って冷凍食品を選んだり、ボウルいっぱいのポテトチップスを抱えてテレビの前に座ったりする。加糖飲料、甘いお菓子、ポテトチップス、クラッカー、白いパンなど、加工された食品はいたるところにある。現代社会で私たちが中毒になるのは、そういう食べ物だ。

工場で加工される食べ物からは、たんぱく質、脂質、食物繊維など天然の栄養素の多くが取り除かれてしまう。そのために、体が自然に満腹を感じるメカニズムが働かなくなる。脂質やたんぱく質がないと、ペプチドYYやコレシストキニンなどの満腹ホルモンが活性化されないので、お腹がいっぱいだという信号を発することができない。胃の中で大きくふくらむ食物繊維がないと、胃の伸展受容器が反応しない。食物繊維を取り除いたあとに残るものは糖質（糖類を含む）で、これらは膵臓にインスリンを分泌させるとともに、体脂肪として体に蓄えられる。血糖値は急激に上がったあと急激に下がるので、体はもっと多くの糖質を欲する。そうして、そのサイクルが繰り返される。

加工された食べ物は、自然に満腹を感じるメカニズムが働かないうえに、中毒になりやすい。人間の脳は何から得た快楽であろうと、同じように記憶する。向精神薬によるものでも、金銭的な報酬によるものでも、性行為によるものでも、満足度の高い食事によるものでも。快楽には明らかな特徴がある。人が快楽を感じているときは、ドーパミンという神経伝達物質が、大脳辺縁系の側坐核と呼ばれる神経細胞の集団で分泌されている。側坐核は脳の中で快楽をつかさどっている部分だ。

違法薬物のヘロインなどは、とくに脳内に多量のドーパミンを発生させる。糖質もこれとまったく同じ働きをする。新しい記憶の形成をつかさどる脳内の海馬が、その快の感情を記憶しているため、人間はまたキャンディーやクッキーを食べたいと思ったり、清涼飲料水を飲みたいと思ったりするのだ。

現代において加工食品の中毒になってしまうのも、不思議なことではない。顧客の食欲をそそるために、食品業界は何十億ドルという資金をつぎ込んで行った調査にもとづいて、塩、砂糖、脂質、人工香味料などの絶妙な配合を考え出し、それを使って商品を開発し、それをベルトコンベヤーに乗せ、綺麗に梱包して出荷し、あなたの近くの店にその商品を並べる。

私の患者は涙ながらに、アルコール依存症や薬物依存症になるほうがまだましだった、と訴える。それはなぜだろう。そのほうが友人や家族から理解されやすいし、共感してもらえるからだ。アルコール依存症から立ち直ったお祝いの席に、ビールを出すことはないだろう。薬物依存の治療で苦しんでいるときに、ヘロインをお見舞いにもってはいかないだろう。でも、糖質依存の人には、こんな言葉をかけていないだろうか。「甘いものでも食べて元気を出しなよ」「食べ物はあなたの親友。食べるときっと気持ちが明るくなるよ」

食物依存症は、ほかの依存症よりも治すのが難しいという患者もいる。なぜなら、食べ物は*いたるところに*あるからだ。たとえば、私の同僚の62歳の女性は、かつて薬物依存症とアルコール依存症だった。20代のときに2回リハビリ施設に通い、外来治療で克服することができた。

彼女によれば、砂糖依存ほど治すのに苦労するものはないという。なぜなら、コーヒーショップに行ってもヘロインは売っていないけれど、マフィンや甘いロールパンがレジの横に並んでいる。教会に行っても、ミサのあとのレセプションでコカインがふるまわれることはないけれど、クッキーやケーキがふるまわれる。実家の母親を訪ねていってもワインを飲まされることはないけれど、いくら体に悪いとわかっていても感謝祭のパンプキン・パイを断ることは難しい。そんなわけで、彼女の体重は73キロも増え、2型糖尿病を発症してインスリン投与をしなければならなくなった。

彼女はこれまで長いあいだ依存症に苦しんできた経験があるので、自分は砂糖依存症と食物依存症であると自覚することができ、健康と幸福と家族のために、リハビリすることを決心した。そこで、食事を変えてみたものの、何度も逆戻りして好きなだけ食べてしまうということを繰り返した。そうしているうちに、ポテトチップスをほんの1枚、ケーキをほんの1切れ食べただけでもとに戻ってしまうことに気づいた。だからいまでは、もとに戻るきっかけとなるような食べ物はいっさい食べない生活をしている。そのおかげで彼女の2型糖尿病はよくなったし、体重も73キロ減った。

食物依存を治す

これまで、体重を減らして健康になりたいという患者を何千人も診てきた。彼らによれば、食生活を変えるのが難しいのは、家族や友人や同僚が、自分が食べないようにしている食べ物をしきりに勧めてくるからだという。とくに甘いものをよく勧められるそうだ。誕生日のお祝いの席で、パートナーからきっとこんなことを言われるのだろう。「せっかくケーキを焼いたのに、一口も食べてくれないなんて信じられない」。こんなことを言う友人や親戚もいるだろう。「クリスマスなのよ。少しくらいクッキーを食べても大丈夫よ！」。

あなたの気持ちはよくわかる。というのも、私自身も、相手を喜ばせるためには食べたほうがいいのではないかと思うことがあるからだ。母は私に会うたびに、パスタ、パン、プレッツェル、ポップコーンなど――かつて私が中毒だったころの大好物――でお祝いをしなくては、と思っている。

砂糖依存症がどれほど恐ろしいものか、ほとんどの人はわかっていない。砂糖は肥満、心血管疾患、糖尿病、がん、そのほか数多くの慢性疾患と直接的な関わりがあると、繰り返し調査で示されている。それでも、私たちの脳には、加工された食べ物を食べればすぐに快楽を得られるし、幸せを感じられるし、最高の気分が味わえる、と刻み込まれてしまっている。加工された食べ物を食べるのをやめることを考えただけでも――ほんの短期間のファスティングをすると考えただけでも――そんなことは無理だ、と思ってしまう。

砂糖を摂らないようにすれば、長々とセラピーを受けるよりもずっとよく、自分のことも、自分の人間関係のことも見えるようになる。私も、自分の食生活を大きく変えるまで、そのことがわからなかった。脳は食べ物に快楽を見出すということを私が知ったのは、子どものころのことだ。

父は何かうまくいかないことがあると、顔を真っ赤にして家へ帰ってくることがよくあった。目には怒りが浮かんでいて、家に帰って来てから1時間ほどは、私たち子どもとも話したがらなかった。子どもに八つ当たりしてはいけないと思っていたようだ。母はいつも何も言わずにチョコレート・ミルクとパスタとポテトチップスの袋を父のために用意していた。父は母からそれを受け取ると、座って黙々と食べていた。

大皿いっぱいの炭水化物を食べて気持ちが慰められると、父はやっと私たちの話を聞きたがった。私はまだ幼かったが、はっきりとわかっていた。美味しい食べ物が、父の機嫌をよくしてくれたのだ、と。精製されて、高度に加工された食べ物は、私たち家族の大切な友人だった。

中毒になる食べ物トップ10

2015年に、研究者のグループが中毒になりやすい食べ物のランキングを発表した。幅広い年齢層の500人の被験者に聞き取り調査を行い、中毒に似た体の反応や行動を引き起こす食べ物を挙げてもらった。上位に挙がった10種類の食べ物のうち、じつに9種類がほぼ加工された材料のみでできていることは、驚くまでもないだろう。

1 ピザ
2 チョコレート
3 ポテトチップス

---

4 クッキー
5 アイスクリーム
6 フライドポテト
7 チーズバーガー
8 清涼飲料水
9 ケーキ
10 チーズ

不健康な習慣を断つ

習慣は3つのものによってつくられる――きっかけ、ルーティン、一定の報酬だ。たとえばストレスなどがきっかけとなって、あることを繰り返し行うようになり、それがたとえばリラックスや幸せの感情という報酬に結びつくと、それが習慣になる。例を挙げてみよう。

義理の親戚の家を訪ねるのが嫌いで、先方に行くたびにキッチンをウロウロして、甘いお菓子や塩辛(しおから)いスナック菓子をつまんでいるとする。すると、高度に加工されたそうした食べ物によって、脳の中の快楽を感じる部分が活性化され、逃げ出したいほど嫌いなその家にいるストレスよりも、幸福感が上回るようになる。ルーティン（この場合は食べること）は、きっかけと報酬をつなぐ重要な要素だ。そのルーティンをやめれば――あるいは、そのほかのことをすれば――そのルーティンが報酬につながるのを避けることができる。

きっかけはさまざまだ。結婚したり、すばらしい旅行に行ったり、夢だった職業に就いたりと、ポジティブなものもある。一方、職場でのストレス、悲しみ、孤独、病気など、ネガティブなものもある。でも、きっかけが何であれ、ルーティンは同じ。精製され、高度に加工された炭水化物を食べることだ。「お祝いにアイスクリームを食べよう！」「悲しくてしかたないから、アイスクリームを食べよう！」という具合に。

習慣を変えたければ、ルーティンを変えなければならない。報酬——いい気分になること——は、高度に加工された炭水化物やお菓子がなければ手に入らないわけではない。

私の主な仕事は、患者が別の方法でリラックスしたり幸せを感じたりすることができるように、カウンセリングをすることだ。つまり、食べ物に頼ることなく、じっさいに報酬を得られるような方法を考えるということだ。いまのサイクルを断ち切るためには、ふたつの戦略が必要だ。

まず、砂糖が欲しくなるたびに、砂糖ではなく脂質を摂るようにする。脂質を摂ると、満腹で気分がいいという信号が脳に送られ、食欲もおさまる。次に、ファスティングをする。ファスティングもホルモンの調節に有効で、食欲をコントロールできるようになる。でも、それだけでなく、ファスティングをすることで、私たちは自由になることができる。自由になれることがファスティングのいちばんの恩恵だと、患者たちは口をそろえて言う。

以前、ピーターという52歳の会社役員の男性を担当したことがある。彼はイタリア系の親のもとで育ち、学校を卒業するまでのほとんどを実家で暮らしていた。嫌なことがあった日は、母親が彼の大好物のラザーニャとケーキをつくってくれた。いいことがあった日にも、母親は彼の大好物のものをつくってお祝いをしてくれた。

ほとんどの患者がこれと同じような状況にある。家族の行動も同じだ。ピーターの食への執着は中毒というほどではないが、習慣として身についてしまっている。そこで、私はピーターと一緒に、ほかの方法で成功を祝ったり、つらいときに心を和ませたりすることはできないかと考えてみた。計画して試してみては失敗する、ということを3カ月ほど繰り返したのち、ついに、彼にとっていい方法が見つかった。ケーキやパスタを食べるかわりに、美味しいリブアイステーキや、ベーコンの脂で焼いたベーコンエッグをごほうびとして食べることにしたのだ。

また、自分の心を落ち着かせられるものを見つけるために、ゴルフの打ちっぱなしに行ったり、ボクシングのクラスに通ったり、瞑想の合宿に行ったり、太極拳をしたりもした。結局、お腹いっぱい何かを食べるのではなく、何かうまくいったときはごほうびに新しいゴルフクラブを買ったり、娘に電話をして、そのいいニュースを伝えたりするのがいいということがわかった。

ストレスの多い仕事がある日でも、ファスティングをしていれば昼食を食べなくてすむ。私は昼食を食べるかわりに、昼休みに散歩をすることにしている。散歩をするとストレスが減って気分もよくなるし、やる気も湧いてくる。太陽の光を浴びることでビタミンDもつくられる。自分のオフィスのランチルームで昼食を食べていたら、それもできない。お昼休みが終わると、すっきりした頭で仕事に戻ることができる。自分の体と心にいい影響を与えることをして、十分な休憩と活力を得られたという感覚がある。ファスティングは、自分のために時間を使う自由と、他者とつながる自由を与えてくれるものだ。

報酬につながるルーティン

- マッサージをしてもらいに行く
- エプソムソルトとラベンダーオイルを入れたお風呂につかる
- 運動をする
- マニキュアやペディキュアをしてもらう
- 映画を観に行く
- 友人と会ってお茶をする
- 友人に電話をする
- 新しいポッドキャストを聞く
- 本を読む
- 散歩に出かけたりサイクリングに行ったりする
- これまで避けてきた面倒な仕事に取りかかる
- 瞑想をする
- 感謝リストをつくる

パートナーや家族との絆を深めるために食べる必要はないし、嫌な仕事に取り組むために間食をする必要はない。私と夫が気持ちを通じ合わせたいときには、食べるのではなく、ハイキングに行ったり、ボードゲームをしたり、一緒にパズルをしたりする。あなたもジャンクフードを食べるのではなく、自分に合った別のルーティンを見つけよう。

うまくやるには準備が大切だ。患者には、きっかけと、いつも何をすることで報酬を得ているかを、まず答えてもらうことにしている。そのうえで、食べ物とは関係のないルーティンを一緒に考えている。

たとえば、ある人が、ストレスの多い仕事を終えて帰宅することがきっかけで、何かを食べることでいい気分になるという報酬を得ている、と答えたとする。そのとき私は、何かを食べるかわりに外に散歩に行ってはどうかと提案するだろう。違うルーティンで報酬を得られるようにすることが、成功へのロードマップの第一段階だ。あなたなりのルーティンをリストにして、それを財布やハンドバックやブリーフケースに入れておこう。冷蔵庫にも貼っておこう。成功は偶然起こるものではないということを、忘れてはいけない。計画なくして成功はない。

さて、これであなたもファスティングの効果を裏づける科学について理解できたことだろう。何を食べるべきか、何を避けるべきか、そして食べ物との関係をどうやって見直せばいいのかわかったはずだ。正しいマインドセットを取り入れて、それに基づいた計画を立てること。さあ、いよいよファスティングを取り入れた生活を始めよう！

第2部

ファスティングの準備

Prepare to Fast

第7章

目標を立てる

＜イヴ・メイヤー＞

あなたはいま、わくわくするような旅の出発点にいる。緊張しているだろうし、気もはやっているだろう。チャレンジをする準備は万端かもしれない。あなたも私たちと同じように、これまで何年ものあいだ体重と戦ってきたり、健康になろうと努力してきたりしたなら、この先に何が待っているのか楽しみでしかたがないだろう。

私のもとには〝自暴自棄〟と〝自信喪失〟がたびたびやってくる。ほかの人には見えないけれど、彼らは私のとなりに座って、こちらがやる気をなくすような言葉を耳もとでそっとささやく。そして、大人になってからの私が、食生活を改善することも、健康状態を改善することもできなかったことを思い出させる。今度こそは成功するはずだと期待している私を鼻で笑って、〝自信喪失〟はこう言う。「これまで何十年も大量の食べ物を食べずにはいられなかった君が、どうしてファスティングなんてできると思うんだい？」

でも、そんなふうに考えるのはもうやめよう。これまで、どれほどカロリー制限ダイエットに失敗したことがあろうと大丈夫。これならあなたにもできる。

忘れないでほしいのは、悪いのはあなたではないということ。何年も、間違った情報を与えられてきただけなのだ。だから、正しい情報さえあれば、あなたの体は健康になれる。しかも、思っているよりもはるかに簡単に。なぜなら、あなたが想像しているほど、あなたの体は壊れていないからだ。その余分なお肉をそぎ落としていけば、中には自分が思っている以上に健康な体がある。ファスティングを実践した多くの人が、2型糖尿病がよくなったり、高血圧の問題がなくなったり、すぐに薬を飲まなくてよくなったりするのは、それが理由だ。私の父もそうだった。

私と夫がファスティングに成功したのを見た父は、自分もやってみると言い出した。砂糖の摂取量を減らし（母によると、それでもまだアイスクリームやクッキーを1週間に1度は食べていたようだ）、パン、パスタ、じゃがいもの量も減らした。父が実践したのは軽めのファスティングで、だいたい毎日朝食を抜き、間食をしないようにした。すると、最初の1カ月で、6・8キロやせた。

その3週間後、父は運転中に目がくらむような感じがして、車を停めなくてはならないことがあった。そこで、医者に行ってそのことを告げ、自分がファスティングをしていることも伝えた。また、ファスティングのおかげで体重が減ったこと、血圧も改善したこと、けれどもまだ高血圧の薬を飲んでいることも話した。

医師からは、すぐにファスティングをやめるべきだと言われた。ただし、健康な食事は続け、たんぱく質の摂取を控えるようにとのことだった。さらに、父には回転性めまいの症状があるようだから、薬を飲んだうえで専門医に診てもらったほうがいいと言われた。

母は父のことが心配だったが、回転性めまいという医師の診断には懐疑的だった。これまでに一度も起こしたことがないのに、急に起こすなんておかしい。母は、ファスティングと食事を変えたことが原因なのではないかと考えた。結局、母の考えは正しかった。ファスティングと低炭水化物ダイエットをしていたことで、父の血圧は3週間で急激に下がっていたのだ。つまり、必要以上に薬を飲んでいたせいで、めまいを起こしたということだ。

そこで、父は高血圧の薬の服用量を半分に減らし、新しい食事法とファスティングを続けた。すると次の週には父のめまいは消えていったので、専門医への受診はキャンセルした。回転性めまいの薬も飲まなかった。

それから数週間は、一日に3度血圧をチェックした。そのあいだに体重はさらに1キロ前後減ったし、血圧の薬もまったく飲まなくてよくなったし、20年間で初めて、体重が104キロまで落ちた。

父がこれほどまでに人生を変える偉業を成し遂げることができたのはなぜだろう。それは、初めから大きな目標を立てていたからだ。父はスキーが何よりも好きなのだが、太ってしまったうえに高血圧の症状もあるので、もう何年もスキーに行っていなかった。そこで、100キロ前後にまで体重が落ちたらまたスキーに行けるぞ、と自分を鼓舞していたのだという。いまは、スキー旅行を計画中だ！

■ **ファスティングをめぐる嘘**

- **ファスティングをすると病気になる**　まったく逆だ！　ファスティングをすれば、心臓病、がん、2型糖尿病、高血圧のリスクが減る。
- **ファスティングをすると低血糖になる**　体は血糖値をうまく調節することができる。低血糖による影響が出ることはあまりない。
- **ファスティングをすると基礎代謝量が減る**　ファスティングをすると（3日間のファスティングをした場合でも）基礎代謝量が減ると示す研究はない。
- **餓死する**　これはとくに傑作だ！　食事を抜いたことはあるだろうか？　そのときのことを思い出してみてほしい！　死にはしなかっただろう。それはそうだ。いまこの本を読んでくれているのだから。

自分の目標を立てよう

目標を立てるということをしばらくやっていない人は、いまこそ、その習慣を取り戻そう。自分の目標を立てるよりも、周りにいる人の目標を立てるほうが気が楽だ、という人が多い。

今学期は6年生の子どもを優等生名簿に載らせようとか、今年度中にパートナーには収入を増やしてもらわなければ、とか。いつから私たちは人のことばかり気にして、自分自身が本当に望んでいるものについて考えなくなったのだろう。

今度はあなた自身について考える番だ。あなたがいまこの本を読んでいるのは、ファスティングをすることで自分の体と心と人生がどう変わるのか、知りたいからだろう。まずは、ファスティングをすることで何を得たいのかを考えてみよう。答えは何だっていい。

私がこの道を歩きはじめたときの目標はただひとつ。もう一度魅力的になりたい、ということだった！

私が自分の体に自信があったのは18歳までだ。その後、40代の半ばになってからファスティングを始めたのは、いくつになってもビキニを着たいと思ったからだ。うぬぼれているって？　他人からどう思われようと関係ない。私がファスティングを始めたのは自分のためなのだから。それに、そのうぬぼれが目標を達成する原動力になった。ファスティングを始めて数カ月後、私の体重は88キロまで落ちたので（約14キロの減量に成功）、早速ビキニを着た。この20数年間で、これほど自分に自信を持てたのは初めてだった。

あなたの目標は、あなたの望みや欲求を反映した、あなた独自のもの。あなたなりの成功をつかむためには目標が欠かせない。何のストレスもなく、あっという間に目標が達成できることはないだろうが、価値のあるものは簡単には手に入らないものだ。筋肉を成長させるには運動をして鍛えて、その後休ませるというプロセスが必要だけれど、それと同じようにファスティングのスキルについても考えてみよう。

筋トレをやる気になる日もあるだろう。でも、なかなかやる気になれない日もあるだろう。そんなときこそ、目標に集中することが大切になってくる。何日かうまくいかない日が続いて、「これは本当にやる価値があるのだろうか？」と思うときも、目標があれば、なぜ自分がこの道を歩みはじめたのかを思い出すことができるし、自分にはそれだけの価値があるということも思い出させてくれる。

目標は具体的なものにする

ファスティングという道を歩きながら、私の目標は変化していった。ファスティングをして自分への自信を取り戻し、新しいテクニックを学んでどんどん体重を減らすことができるようになると、いままでよりずっと楽に、夫や11歳の娘のペースについていけるようになった。何年ものあいだ、私は風邪もひきやすかったし、アレルギーや気管支炎にも苦しんでいたのだが、病気になることもなくなった。呼吸器系の薬をつねに飲んでいなくてもよくなったし、一日おきに起こる頭痛もなくなった。歯の状態もよくなった。歯科医は残念がるだろうけれど。

いままでよりずっと気分もよくなったし、10代のとき以来乗っていない体重計に乗るのも怖くなくなった。ファスティングは、それまでやってきた減量よりも楽だった。でも、自分がさらに上のものを求めていることに気づいたので、もっと難しい目標を設定した。身体組成（体脂肪率や筋肉量）のことを知るのは、体重と同じく、健康な体を手に入れるためにはとても大切だ。そこで私は、体脂肪率を5％落とそうと決めた。

道はいつも滑らかとはかぎらない。だから、自分をやる気にさせるために、具体的な目標をひとつ決めたほうがいい。どうしてもひとつに絞れない場合は、ふたつまではいいだろう。あれもこれも達成したいと思うかもしれないけれど、そのなかで特に重要なものをひとつかふたつ選んでそれに集中し、目標を達成したときのごほうびのことだけ考えていれば、やる気をなくす可能性も少なくなる。驚くことに、小さな目標をいくつか達成できれば、ほかの望みも叶えられていくものだ。

たとえば、あなたの目標がヘモグロビンA1Cを7％（糖尿病と診断されるレベル）から6％（糖尿病予備軍とされるレベル）に下げることだったとしよう。その目標を達成できれば、つま先のピリピリした絶え間ない痛みもなくなるという、思いがけない副次的な効用もある。あるいは、息を切らさずに階段を上まで登れるようにもなるだろう。

目標は明確で具体的でなければならない。たとえば「もっと活動的になる」というのは明確な目標ではない。どんなときに、どのように活動的になりたいのか、はっきりしない。具体的な目標とは、たとえば「5キロ歩く」といったようなものだ。

知り合いがファスティングを始める前に私に教えてくれた目標

・2型糖尿病の薬を飲まなくてもいいようになる。

- 高校の同窓会に、新しい洋服を着ていく。
- トライアスロンを完走する。
- 体脂肪率を減らす。
- ストレッチ素材でないパンツを買う。
- 妊娠する。
- 体調を崩す頻度を減らす。
- 高血圧の薬を飲まなくてもいいようになる。
- 幅広でないハイヒールの靴を履く。
- 犬と一緒に6キロ歩けるようになる。
- 偏頭痛が起きないようにする。
- 仕事にもっと集中する。
- 孫と遊ぶ。
- ◯キロ減量する。

明確な目標を決めたら、それを3箇所に書いておこう。仕事机の引き出しの中に目標を書いた紙を1枚入れておき、家の鏡にも書いておき、さらに携帯電話に入力したりパソコンのスクリーンセーバーにしておいたりしよう。書かれた目標を目にするたび、3回声に出して言おう。そのときには、「私は」という言葉をつけて目標を唱えること。頭の中で言うのでもいい。

「あと1日だけ頑張ろう」と思ってやっているうちに、何カ月も何年もたっているものだ。目標をつねに意識して、毎日それを思い出すようにしていれば、目標は強化されていく。

〈メーガン・ラモス〉

目標を決めただけで安心してはいけない。それを達成するためのプランを立て、それを最後までやり抜かなければならない。では、どうすれば、自分の夢を実現させるために立ち上がって行動しようと思えるようになるだろうか。それにはモチベーションを保つことだ。モチベーションがあれば、何かに行きづまったり、うまくいかなくなったりしたときでも、積極的な行動をしようと思えるようになる。健康教育者として、どうしたらモチベーションを保つことができるのか、これから説明しよう。

自分のモチベーションを知る

モチベーション（動機づけ）には2種類ある。内発的動機づけと外発的動機づけだ。内発的動機づけとは、自身の内面から行動をうながす動機が生まれることで、自分の信念に従って、あることをしたいという願望が生まれる。イヴが「魅力的になりたい」とか「自分が魅力的であると思いたい」と思うのは、内発的動機づけだ。ほかにも、もっといい気分になりたい、もっと元気になりたい、２型糖尿病のリスクを減らしたい、なども内発的動機づけといえる。

外発的動機づけの場合、刺激は外部から与えられるが、その結果、恩恵を受けるのはその人自身だ。典型的な外発的動機づけは、お金だ。たとえば、健康管理のためのコストを減らしたいとか、もっと集中して効率的に仕事をして出世したい、などは外発的動機づけといえる。目標と、その裏にあるモチベーションは、その目標を設定した人を反映したものだし、変化していくものだ。だから、外発的であろうと内発的であろうと、どちらでも構わない。大事なのは、どれくらいその目標を達成したいと思えるかどうかだ。

健康教育者の私がまずやることは、それぞれの患者のモチベーションを知ることだ。うんざりするような毎日に飽き飽きしているのだろうか？　薬代を払うのが大変なのだろうか？　それとも、ありのままの自分に自信を持ちたいのだろうか？　カウンセリングをして、ひとりひとりのことをよく知り、どうすれば彼らが行動を起こせるようになるのかを考える。彼らのモチベーションがわかったら、それを利用して、彼らがファスティングをできるように導いていく。

ときどき、いまのライフスタイルとは合わないモチベーションをもっている患者にも出会う。たとえば、減量して、家族ともっと楽しい時間を過ごしたいという女性がいた。けれども、彼女が家族とコミュニケーションを持てる時間は、食事の時間だけだった。それなのに、彼女は食事を抜くというのだ！　そこで、ほかに家族で一緒に過ごせる時間はないか一緒に考えたのだが、数カ月後、結局彼女はファスティングを続けられなくなっていた。

うまくいかないとき

悪い習慣や、人生で起きる思いがけない出来事によって、減量するためのモチベーションがなくなってしまうことはよくある。生活が安定しているときは、うまくファスティングができたり、砂糖の摂取量に気をつけたりすることもできる。けれども、生活が大変なときは、身にしみついてしまっている昔の食習慣に戻ってしまったりするものだ。

だからこそ、自分を変えたいと患者が思うモチベーションが何であるかを理解することは大切だ。たとえば、孫の成長を見届けるためにもっと健康的になりたいと思っている人なら、やる気を持続させたり、もう一度やる気にさせたりするのには、そのモチベーションを利用すればいい。孫の面倒を見ていると元気になれるというのなら、そのモチベーションを思い出させて、ファスティングをして目標を叶えましょうと背中を押すことができる。

私が自分のモチベーションを高める方法はふたつある。ひとつ目は、21歳の誕生日に友人とマイアミビーチへ行ったときの、ビキニを着た自分の写真を見ることだ。私はこの写真を持ち歩いている。もちろん、幸せで健康になるのが目標ではあるけれど、私もイヴと同じで、魅力的でいたいと思っている。これは恥ずかしいことだろうか？　そんなことはまったくない！

それから、自分が2型糖尿病と診断されたときの血液検査の結果も持ち歩いている。この用紙を見るたび、私はとても怖くなる。これまでの9年間、うまくいかないことがあった日でも、大きなピザをひとりで全部やけ食いしてしまったりすることのないように、この用紙を見て自分を戒めたことが何度もあった。

モチベーションを高める簡単な方法

- ファスティングをして減量に成功したり、健康になれたりした人の話を、ネットで探して読んでみる。
- ポッドキャストを聞いて、いちばんモチベーションが上がりそうなものを録音しておく。自分に活を入れる必要があるときには、それを聞き直す。
- ファスティングに関する本を読み、触発された部分を書き取っておいて、あとから見直せるようにしておく。
- なぜファスティングを始めたのかを記した紙を持ち歩く。そうすれば、イライラすることのあった日にファスティングをやめてしまわないように、その紙を見返すことができる。
- 昔の血液検査の結果を持ち歩き、ファスティングをやめてしまわないように自分に刺激を与える。

目標を見失いそうになったとき

数年前、私はごく初期の子宮頸がんと診断された。幸い治療も最小限ですみ、3カ月後には、まるで悪い夢でも見ていたかのように感じられるくらいだった。それでも当時は、現実に目の前に迫った恐怖だった。達成したい目標を思い浮かべてもモチベーションが保てないときは、この暗い時期に抱いていた気持ちのことを思い出したり、がんが肥満とおおいに関係があるということを考えたりするようにしている。

私がそういう戦略をとっていることを患者に伝えるようになると、じつは多くの患者も同じように恐怖がモチベーションになっているとわかって驚いた。がんの心配ではないとしても、胸痛で医者に通わなくてはならなくなるのではないか、糖尿病予備軍と診断されるのではないか、遺伝病があると告げられはしないだろうか、などと不安に思っている。

たとえば、ローズという患者は、股関節をはじめとする健康上の不安があって私たちのところへやってきた。当時49歳だったローズは身長160センチで、体重は約82キロあった。彼女は人工股関節置換の手術をしたのだけれど、手術後の長く苦しいリハビリ期間に、体重が91キロまで増えたという。手術から4カ月後に彼女がストレッチをしたところ、人工股関節のソケット部がはずれてしまった。専門医に直してもらうことはできたが、とても難しい作業だったと言われたそうだ。「なぜですか？」と彼女が尋ねると、医者はぶっきらぼうにこう答えたという。「君は背が低いからね。体重も問題だったよ」

ローズはこれ以上股関節の不具合に悩まされたくないと思った。そこで、いまはケトジェニック・ダイエットと36時間のファスティングを、できる範囲でしている。体重は73キロまで減ったが、あと10キロ前後は落としたいという。なによりよかったのは、股関節の問題で悩まなくてすむようになったことだ。整形外科医にはありがたくない話かもしれない！

患者が目標を見失いそうになったときに提案するもうひとつの方法は、視覚化だ。何かいいことを思い浮かべるのだ。たとえば、目標を達成できたらどんな毎日が待っているだろうか、と思い浮かべてみる（家族と一緒に過ごす時間が増えるだろうとか、ビキニを着ている自分の姿とか）。同時に、悪い結果を思い浮かべてみてもいい。たとえば、2型糖尿病だと医者に診断されたときのことなど。いいことをイメージするにしろ、悲しい出来事をイメージするにしろ、視覚化することで自分の感覚や感情を、目標にうまく集中させることができる。

私が自分の血液検査の結果を眺めるのは、ただ数字を見てモチベーションを上げようとしているわけではない。その検査結果をもらったときの自分の気持ちを思い出しているのだ。この悪いニュースを知らせてくれたとき、医者はどんな表情をしていたか。残念そうにそのニュースを告げる彼女の声を、どんな思いで聞いたのだったか。そのとき背筋がゾッとして、眼に涙が浮かんだことを、いまでもありありと思い出すことができる。プレッツェルを1袋食べたいという誘惑にかられたときも、そのときのことを思い出しただけで、ファスティングをしようという気持ちになれる。

優先順位をつける

患者を診ていていちばん困るのは、彼らの目標が多すぎることだ。そのせいで、まだ準備もできていないのに、いきなりファスティング・プログラムに飛びつきたがる。68キロやせたい、薬を飲まなくてもよくなりたい、2型糖尿病をよくしたい、自分の家族は代々アルツハイマー病になっているが自分だけはなりたくない……。どれもすばらしい目標だが、どんなに頑張ってもすべてを同時に叶えることはできない。

私は患者にふたつの質問をして、優先順位を決めてもらっている。「あなたの命をいちばん脅かすものはどれですか?」と「ファスティングをするための筋肉が、あなたにはどれくらいありますか?」のふたつだ。

ほとんどの人は、2型糖尿病をよくするために減量しなければならないとわかっているし、病状がよくなれば、毎日飲む薬の量を減らせるとわかっている。2型糖尿病をよくしなければ、がんに罹患(りかん)するリスクや、アルツハイマー病を発症するリスクが高くなる。糖尿病は死につながるかもしれない疾患なので、なによりもまず、糖尿病を治すことに焦点を当てる必要があるということだ。

でも、どれほど熱心な患者でも、丸一日食事を抜くなどの厳しいファスティングに、すぐに取りかかるべきではない。血液検査のために食事を抜いたことはこれまでにもあるだろうが、せいぜい12時間程度だろう。だから、初めから24時間連続してファスティングをするのは、けっして簡単なことではない。

優先順位を決めれば、集中しなければならない問題点が何かわかるし、どんなに気の短い人でも、その問題を解決するために、ファスティングをゆっくりと進めていくことができるようになる。たとえば、まずは1週間に2日（連続してはいけない）朝食を抜くことにして、少しずつ食事を抜く頻度を上げていくようにすればいい。

イヴも言っていたように、自分の目標とその優先順位を書いておくといいと思う。大きな成功をおさめる人は、一度にひとつのことにしか集中しないものだし、同時にいくつものことをやろうとすると失敗するものだということを知っている。自分の健康を危険にさらしたくなければ、我慢強く、こつこつと取り組むこと。そうすれば目標を達成できるだろう。

第8章 環境を整える

さて、ここまでで目標は定まったし、何を食べるべきか、何を食べてはいけないか、あなたもしっかりと判断できるようになっていることだろう。では、どうすれば成功する確率を最大限にすることができるだろうか。その鍵は、家の快適さにある。

〈イヴ・メイヤー〉

家の片づけをする

これからあなたの暮らす空間を見直して、綺麗に片づけよう。冷蔵庫、食器棚、車や仕事机の引き出しのほか、1週間に1時間以上過ごす空間をチェックしてみること。特別なときしか食べないと決めた甘いものや加工食品は取り除こう。食欲をそそる、ちょっとした食べ物が簡単に手に届くところにあると、自分でも気づかないうちに、なぜか口の中に入っているものだ。

まずはキッチンから手をつけよう。食べないと決めたものを取り出して、24時間以内に取り除くこと。フードバンクで受け入れてもらえるものなら寄付をしてもいいし、そのほかのものは家族や友人にあげればいい。食べ物を愛してやまないあなたの心は痛むかもしれないけれど、24時間以内に寄付することができないときは、捨ててしまおう。なぜかって？　自分にとってよくないと判断した食べ物がいつまでも家にあれば、つい食べてしまう確率が高くなるし、目標を1日、1週間と先延ばしにするうちに、何カ月もたってしまったりするからだ。

キッチンとパントリーの片づけが終わったら、ほかの部屋も同じように片づけなくてはいけない。キャンディー・ジャーを見つけた？　すぐに取り除こう。そこにはかわりに花や思い出の品を飾ったりしよう。

さて、次はあなたのハンドバッグ、バックパック、倉庫、車、車庫を点検する番だ。お腹が空いたときのためにに入れておいたものを、すべて取り除こう。あなたはこう思っているかもしれない。「アイスクリームはめったに食べないと決めたけれど、ときどきなら食べてもいいわよね」「ガレージの冷凍庫の奥にしまってあるものまで、どうして捨てなくてはいけないの？」と。それは、ときどきしか食べないと決めた食べ物を、できるだけ手に入りづらくさせるためだ。車で15分のところにあるお店に行ってアイスクリームを買ってくるよりも、5分でガレージから1ガロンのアイスクリームを取ってくるほうが簡単だ。余分な労力をかけなければ手に入らない状態にすることで、自分が本当にアイスクリームを必要としているのか、考え直すことができる。

自分が食べるものを分けておく

一緒に暮らしている人の食生活があなたのものと違うとしても、彼らの食べ物まで捨てるわけにはいかないだろう。でも、うまくいく方法がある。冷蔵庫、パントリーをはじめ、いろいろなところに置いてあるあなたの食べ物と彼らの食べ物とを分けて、誰のものかをはっきりとわかるようにしておくことだ。もしできれば、彼らの食べ物はアルミホイルで包んでおいたり、おやつボックスに入れておいたりするといい。あなたには見えないようにして、その食べ物のことを思い出さないようにしておこう！

自分が食べるものを、よく見えるところに置いておくといい。冷蔵庫の中の野菜は、素敵なボウルに入れておいたり、お気に入りのプレートにのせておいたりしよう。パントリーにある食べ物は綺麗に整頓して、ヘルシーなものをグラスの入れ物に入れたりして見えるようにしておこう。自分の食べ物の袋には名前を書いた紙を貼っておく。もっと頑張れるという人は、キッチンにあるホワイトボードを利用したり、携帯電話を利用したりして、数日から1週間ほどのメニュープランを決めて書いておくのもいい。

さて、次は仕事場を見直してみよう。家で仕事をしている人は、もう何をすればいいかわかっているだろう。机の引き出しを開けて、ポテトチップス、グラノーラバー、キャンディーバーなどは処分しよう。とにかく、仕事場からはいっさいの食べ物を取り除くこと。職場で仕事をしている人なら、共用の冷蔵庫に行って、まだ持ち帰っていない食べ物を捨ててしまおう。同じように、おやつが置いてあるところはすべて綺麗にしよう。化粧室に行く途中に休憩室に寄ってプレッツェルの袋を取ってくるのが習慣になっているなら、ほかのルートで化粧室に行くようにしよう。次のセクションでは、間食をしないことの大切さ、そしてどうすればそれができるかを説明するが、とにかくここでは、新しい習慣を身につけるための準備が、ファスティングを成功させるためには大切だということを知ってほしい。

家族にも協力してもらう

独身の人や1人暮らしをしている人、ルームメイトや子どもやパートナーがいない人は、このセクションは飛ばしてもらって構わない！

いまでも、幸せな独身時代や、まだ子どもがいなかったころのことを思い出す。ベッドで思い切り手足を伸ばすこともできたし、週末には午前10時ごろまで寝ていることもできたし、テレビのチャンネル争いをすることもなかった！　でも、それからいろいろな出来事があった。結婚して、娘が生まれて、離婚して、もう一度恋に落ち、再婚して、今度は子犬を飼った。多くの人は、ルームメイト、パートナー、友人、親、子ども、あるいはその何人かと、日々、暮らしを共にしていることだろう。

あなたの生活のほとんどの部分は、一緒に暮らしている人の影響を受けるし、何をいつ食べるかも、彼らの影響をおおいに受ける。だから、自分の食生活を変えようと決めたら、彼らにあなたの計画を伝えることが大切だし、場合によっては、一緒にファスティングをしてみないかと提案してみることも必要だ。

あなたが取り入れようとしている生活を、パートナーがすでに実践している場合もあるだろう。ヘルシーなものを食べて、間食をしないようにしているかもしれないし、間欠的ファスティングを実践していることだって、もしかするとあるかもしれない。もしそうなら、あなたが食生活を変えようと思っていると話したとき、相手は笑顔で賛成してくれるだろう。

一緒に暮らしていても、生活パターンが違ったり、学校やそのほかの都合で、なかなか家族がそろって食事をする機会がなかったりする家庭もあるだろう。もし、あなたの家庭がそうなら、家族の同意を取りつけなくても、それほど問題はない。でも、一日に少なくとも一度は一緒に住んでいる人と食事をする機会がある場合は、その人に相談する必要がある。ファスティングをすると決めるのはとても個人的な決断で、もちろんその決断をする権利があなたにはじゅうぶんあるわけだけれども、問題が起こったり、相手と意見が食い違ったりするかもしれない。だから、前もって相談しておいたほうがいい。

人間関係のなかで最も大切なものは、たいていパートナーとの関係だろう。だから、あなたが取り組もうと思っている新しい食事プランについて、パートナーと話し合っておくのがいちばんいい。大げさな話し合いでなくていい。まだファスティングのことを調べている段階なら、わざわざ、これから1日おきにファスティングをするとパートナーに宣言しなくてもいい。ファスティングを始めるときと同じように、少しずつゆっくりと伝えていこう。あなたが何を目標にしているのか、それを達成するためにどんなことを計画しているのか、そしてパートナーには具体的に何を協力してもらいたいのかを伝えるといい。ふたつ、例を挙げてみよう。

「フランク、私は自分の血糖値をもっと健康的なレベルにまで下げたいと思っているの。だから、間食を減らすつもり。お店でもスナックは買わないことにする。もし買ってきてほしいスナックがあったら、そのときはそう言ってね」

「スージー、ぼくは減量しようと思う。だから、平日は朝食を食べないことにするよ。毎朝、君とコーヒーを飲む時間はとりたいと思っているけど、飲み終わったらすぐに仕事に行く用意をするよ。しばらくは平日に朝食を食べないが、気を悪くしないでほしい」

新しい食事療法をしようというあなたを応援してくれる両親もいるだろう。意見を言う人もいるだろうし、もっと詳しく教えてほしいという人もいるだろう。パートナーが何を心配しているのかよく聞いて、それについて真剣に考え、相手の疑問にはすべて答えよう。もし、食べ物やファスティングのことについて答えられないことを訊かれたら、いまはよくわからないが、すぐに調べて知らせるつもりだと伝えよう。そのあと、じっさいに調べて、わかったことをパートナーと共有すること。

私たちのウェブサイトFastingLane.comでは、ブログや記事を読んだりポッドキャストを聞いたりできるので、まずはそのサイトを見てもらえれば、役に立つ有益な情報も得られるはずだ。調べなくてはならないことが、たくさんあるかもしれない！　私はこの新しいライフスタイルにしてから2年たつが、いまでも数日おきに新しいことを学んでいる。

あなたのことを大切に思ってくれているパートナーが、あなたのことを心配するのは当然のことだ。もし数年前に、私のパートナーが食事を抜こうと思っていると言ったら、自分がどんな反応をするのか想像もつかない。彼の心身の健康のことが心配になっただろうし、基礎代謝が落ちるわよ、と警告したことだろう（じっさいには落ちない！）。

もし、あなたのパートナーが質問をしてきたり、本当に大丈夫なのかと念を押してきたり、いろいろと調べまわったりしても――私だったらそうすると思う――イライラしないように努めよう。相手の質問に耳を傾けて、あなたのことをこんなにも心配してくれる人がいることを幸せに思おう。質問に対する答えを学ぶちょうどいい機会だととらえるといい。

その次は、あなたが食生活を変えることでパートナーにどのような影響があるのかを考えて、それを相手に話すこと。普段、家族のために食事をつくっている人が、週に何度か夕食を食べないことにした場合、パートナーがほかの家族への影響を気にするのは当然のことだ。相手がそういう懸念を抱くのは当然と心得ておいて、訊かれる前にこちらからその問題について話をしよう。そして、お互いにとって役立つクリエイティブな解決策を見つけよう。たとえば、次のようなものはどうだろうか。

「これからしばらくのあいだ、私は火曜日の夕食は食べないことにするわ。月曜日にたくさん料理しておいて、残りを火曜日に食べられるようにしておくわね。悪いけど、火曜日は子どもと一緒に夕食を食べてくれない？　そのあいだ、私は犬の散歩に行くことにするわ」

きっとパートナーは質問をしてきたり、心配をしたり、あなたのやり方に反対したり、もっと詳しく訊きたがったり、あなたの提案を受け入れなかったりすることだろう。もちろん、うまくいく場合もあるだろうし、パートナーも一緒にファスティングをすると言ってくれる場合もあるかもしれない。そうなれば話は簡単だが、もしそうでない場合は、これからあなたがつくろうと思っている新しいヘルシーな料理を一緒に食べてもらえば、安心してくれるだろう。

一緒にジムに行かないかと誘ったり、試しに一度朝食を抜いてみないかと誘ったりしてみてもいい。もちろん、パートナーにはあなたの誘いを断る権利があるし、相手の考えは尊重しなくてはならない。一緒に暮らしている相手が太りすぎていたり、体重が原因で健康問題を抱えていたりしたら、誘いにのらない相手にイライラしてしまうかもしれない。「なぜやらないの？」と言いたくなることだろう。でも、たとえ相手がパートナーであっても、本人が決めたわけではないものを、無理やりやらせることはできない。

一方で、食生活を変えようと頑張っているあなたは、パートナーから優しくされるべきでもある。パートナーがあなたに向かっていろいろと質問するのはいいけれど、あなたの頑張りを邪魔するべきではない。パートナーが非協力的ならば、あなたが望んでいることをはっきりと相手に伝えよう。たとえば「私はもっと健康になりたくて食生活を変えようとしているの。あなたの愛と優しさがあれば、とても大きな力になるわ」と言ってみたらどうだろう。

生活を変えようとしているときは、周りの人がどんな反応をしようと我慢強くいなければいけない。生活を変えようと決めたのはあなたであって、彼らではないのだから。とかく私たちは、すぐにパートナーを責めたりしがちだ。でもそれは、自分を責めていることの裏返しでもある。自分の頭の中で聞こえる辛辣(しんらつ)な声を、そのままパートナーにぶつけるのは簡単だ。でも、愛する人には優しく語りかけよう。そうすれば、自分にももっと優しくなれる。

〈メーガン・ラモス〉

カップルで一緒にファスティングをする人は多い。ふたりで計画どおりの食生活をして、もっと食べる物はないかと探し回ることもなく、精神的に支え合っていけば、うまくいくだろう。けれども、男性と女性のカップルでファスティングを一緒にする場合は、相手の体重の落ち方が自分とはずいぶん違うことを知っておかなくてはいけない。

ファスティングの効果は男性と女性で違う

これまで診てきた女性のほとんどは、さまざまなダイエットをしてきた経験がある。ジェニー・クレイグ・ダイエット、〈ウェイト・ウォッチャーズ〉のダイエット・プログラムのほか、ジュースクレンズなどのダイエット法には、ある共通点がある。摂取カロリーを減らして、消費カロリーを増やすということだ。患者たちはこうしたダイエットにことごとく失敗して自信を失っているばかりでなく、基礎代謝量も著しく低下している。絶え間なくダイエットをしていたせいで、代謝が低くなってしまっているのだ。

でも、初めて私のもとを訪れる男性陣は、これとは逆だ。10キロも20キロも50キロも余分な体重を身につけていながら、これまでにダイエットを試したことはあまりない。体重が増えても気づかないふりをしたり、否定したりして、恋人や妻のように増えた体重を落とそうと躍起になったことはない。そのため、彼らの代謝は高いままだ。

ファスティングをするとホルモンのバランスが整えられるが、女性のホルモンの働きは男性よりも複雑で、バランスを保つのが少々難しい。代謝量が大きく異なるカップルの場合や、男性と女性が一緒にファスティングを始めた場合、体重の落ち方は大きく違ってくることがある。

私はジェイソンと一緒に、ファスティングを始めた男性と女性のパターンを調べてみた。

- **ファスティングを始めて1週間目**　男性は36時間のファスティングをすると約200グラム

体脂肪が減る。女性の場合は約１００グラム。

・2〜4週間目　男性はファスティングを1日するたびに、約４５０グラム体脂肪が減る（36時間のファスティングの場合）。

・4〜6週間目　女性の代謝量も男性と同じくらいになり、ファスティングを1日するたびに、約４５０グラムの体脂肪が減る。男性の体脂肪の落ち方は横ばいになり、ファスティングを１日するたびに約２００グラム体脂肪が減る。

・6週間目以降　男性も女性も、１日ファスティングをするたびに、約２００グラム体脂肪が減る。

普通は、24時間のファスティングをする場合、男性のほうが体重が落ちやすく、同じだけ体重を落とそうと思ったら、女性は36時間のファスティングが必要となる。女性にとっては歯がゆいだろうが、進み方は違っても必ずふたりとも目標を達成できることを知り、ふたりでうまくその目標に向かって進むことができれば、イライラすることもないだろう。男性と女性で体重の落ち方が違ったとしても、ひとりでダイエットやファスティングをするよりも、一緒にやるほうが気が楽だ。つねに学び、パートナーと情報を共有することを忘れずに。

＜ジェイソン・ファン＞

ファスティングをしているときに起こるホルモンの変化はほかにもあり、とくに男性よりも女性に強く影響を与えるものもある。ヒト成長ホルモン（ＨＧＨ）の増加がそのひとつだ。

ファスティングをしていると、ヒト成長ホルモン、ノルアドレナリン、コルチゾールが多く分泌される。この３つは拮抗ホルモンと呼ばれていて、食べ物から糖を取り込めないときに、血糖値を上げる働きをする。ヒト成長ホルモンは寝ているあいだに脳下垂体で分泌され、子どもの健やかな成長には欠かせないものだが、大人にとっても筋肉量を維持したり骨密度を維持したりするために必要だ。ヒト成長ホルモンがじゅうぶんに分泌されないと、大人の場合は体脂肪が多くなったり、骨密度や筋肉量が低下したりする。

ファスティングをしているあいだ、ヒト成長ホルモンの分泌量は増える。１９８８年に発表された研究結果によれば、２日間のファスティングをすると、分泌量が5倍になるという。これは男性にとっても女性にとっても有益だ。なぜなら、強くて引き締まった、たくましい体のほうが、貧弱で筋肉も少なくガリガリの体よりも健康にいいからだ。けれども、筋肉は体脂肪よりも密度が高い。だから、ファスティングをしたあと体重計に乗ったとき、パンツはゆるくなったのに、まったく体重が減っていないことを知ってショックを受ける女性は多い。

男性はこの点を気にすることは、あまりないようだ。そもそも女性ほど体重計にも乗らないので、体重のことはそれほど気にしない。でも、家にいる女性はやはり気になるようで、がっかりする人が多い。

本書を読んでくれている女性には、心配しなくていい、と伝えたい。メーガンも述べているように、時間がたつにつれ、女性も男性と同じように体重が減っていくようになる。ヒト成長ホルモンが分泌されれば、ありがたいことに強くてしっかりとした筋肉と骨密度が手に入るし、たんにほっそりとした体ではなく、もっと健康な体になることができる。

第9章

性ホルモンや妊娠への影響

＜メーガン・ラモス＞

食べ物を消化したり、体重を増やしたり、体脂肪を蓄えたり燃やしたり、筋肉を成長させたり、骨密度を増やしたり減らしたりする働きが、すべてホルモンによって調節されているのだとすれば、あのホルモンについてはどうだろう？　そう、好きな人と一緒にいるときに全身をかけめぐり、生殖本能をかきたてるあのホルモンのことだ。ファスティング生活を始めたら、セックスライフをやめて、子どもを持つ夢はしばらく延期しないといけないのだろうか？　そんなことはまったくない。むしろ、高まる性欲に備えておかなければいけない。妊娠中にファスティングをすることは勧めないが、ファスティングをすることで妊娠しやすくなる。

ファスティングと性ホルモン

ファスティングをすると元気がなくなって、性欲も減退するのではないかと心配する女性がいる。けれども、じつは逆だ。ファスティングをするとホルモンの働きをうまく調節することができるので、かえって性欲が増す。膣の潤いが増えるので、以前よりもセックスを楽しめるようになる女性も多い。

ただし、すぐにそういう変化が起こるわけではない。性に関するプラスの副作用は、たいてい3カ月ほどで起こる。毎日朝食を抜くだけのファスティングをした場合でも、1週間に2回、36時間のファスティングをした場合でも同じだ。大切なのは継続性。定期的にファスティングをすればホルモンの分泌量が安定するが、継続的に行わないと分泌量は安定しない。

なかには性欲が減退したという女性もいるが、それは稀な例で、たいていファスティングをしない日に摂る食事に、脂肪分（アボカド、オリーブ油、ココナッツオイル、脂肪分を含んだ魚など、自然の食品に含まれる脂肪分）やナトリウムが不足していて、栄養が足りていないことが原因だ。ナトリウム濃度が増えれば、性欲も回復したり増したりする。ただしそれには4～6週間ほどかかり、食事の内容や女性特有の体の機能によって前後する。

ナトリウムの摂取量は人によって違うので、ファスティングをしない日には、塩分を含んだ自分の好みのものを食べることをお勧めする。糖分の入っていないピクルスジュースを飲んでもいいし、水に塩を混ぜて飲んでもいいし、直接舌の上に塩をひとつまみのせてから水を飲んでもいい。自分にとってうまくいく方法で構わない。平均的な人の場合、一日に小さじ1杯から3杯程度の塩分が必要だが、たとえば高血圧などの症状がある人の場合は、塩分を避けなくてはいけない。だから、つねに主治医と相談をするように。普段と性欲が変わらない人は、塩分の摂取量は適切ということだ！

〈ジェイソン・ファン〉

性ホルモンとファスティングの関係についての研究はほとんど行われていないので、メーガンとイヴと私がここで述べていることは、個人的な経験と、数年にわたって患者の話を聞いてきた結果に基づいたものだ。

ファスティングの嬉しい効果のひとつは、多嚢胞性卵巣症候群などの症状があって妊娠することが難しいとされた人が、妊娠できるようになることだろう。インスリン値が高くなると卵巣から分泌されるテストステロンが増え、嚢胞が異常に増える。ファスティングをしてインスリン値を下げてやれば、こうした症状はよくなる。

本書の冒頭で紹介したジェニファーはPCOSに苦しんでいたが、ファスティングをしたことでPCOSが軽減し、見事に妊娠することができた。だから、患者から「妊娠したいと思っているんですが、ファスティングをしてもいいでしょうか？」と訊かれたときは「もちろんです」と力強く言うことができる。

ファスティングをして体重を減らせば、たとえば妊娠糖尿病や高血圧といった、妊娠中に起こりうるありがたくない合併症を防ぐこともできる。ただし、妊娠するためにファスティングをしている女性は、自分の月経周期をよくチェックしておき、妊娠したとわかったらすぐにファスティングをやめなければいけない。妊娠は命を育む時期で、ファスティングは胎児の成長に必要な栄養を阻害してしまうことになる。ファスティングは母乳の質にとってもマイナスだ。だから、子育て中の母親はファスティングをしないことをお勧めする。だが、子育て中に、時間を決めて食べることを心がけるのはいい。一日のなかで食事をするのは8時間以内にかぎることにして、間食はしないようにしよう。

〈イヴ・メイヤー〉

ファスティングの本なのにセックスのことを書いているなんて……と思っているかもしれない。自分には関係ないと思う人もいるだろうけれど、じつはこの問題は、ファン博士とメーガンが患者からよく訊かれることだし、私の親友がファスティングをしようかどうしようかと迷っている点でもあるのだ。彼らは、ファスティングをしてもセックスをする元気があるのかどうか知りたがる。頭痛が起きたりして、その気にならなかったり面倒くさくなったりするのではないか、と考える。ファスティングをするとホルモンが出すぎて、感情的になったりパートナーと喧嘩してしまったりするのではないかと思っている。

ラッキーなことに、私の夫はとても魅力的な男性だ。ファスティングをすると機嫌が悪くなったり、イライラしたり、その気になれなかったりするのではないかと思っていたけれど、そうではなかった！ ファスティングをしたことで、私はより一層元気になった。じっさい、ファスティングを始めたときは、元気があり余って寝つけなかったくらいだ。夜中の1時に眠れないままベッドに寝転んでいて、横に夫がいたらどうなるか？ そこから先はご想像にお任せしよう。

私から女性たちへ妊娠についてのアドバイス

かつて妊娠したいと思ったときに、いまの私が知っていることを当時の私が知っていたら、絶対にファスティングをしていたと思う。

15年前、私の体重は136キロあった。糖尿病予備軍で、毎月具合が悪くなり、PCOSだった。健康に子どもを身ごもりたいなら、自分の体調をよくしないとだめだとわかっていた。そこで、自分の肥満状態をなんとかしようと思って医者のところへ行った。それまでにも、あらゆるダイエットを試していたし、運動もしていたし、セラピーにも通っていたのに、結果はまったく出なかった。どんどん太って、どんどん不健康になっていくばかりだった。

なによりも子どもが欲しいという理由で、私は医師から勧められた減量手術をやってみることにした。選んだのは胃の上部にバンドを巻いて食べる量を調整する、胃バンディング術だ。そのおかげで、私の体重はぐっと減った。でも、36キロもやせたというのに糖尿病予備軍のままだったし、しょっちゅう具合が悪くなっていたし、ＰＣＯＳも治らず、妊娠するのに不妊治療の医者にかからなければならなかった。

こうした経験から、もし自分がファスティングのことを知って理解していれば、手術ではなくファスティングをしていただろうと、はっきり言える。ファスティングをしたおかげで、45歳のいまの私はもう糖尿病予備軍ではないし、ＰＣＯＳを患ってもいない。45歳の私は、一日に9回も食べていた30代のころよりもはるかに健康だ。

ファスティングをしたことで健康になったし不妊も治ったという女性たちの話を、毎週のようにネット上で見る。もちろん、ファスティングは薬ではないし、不妊の原因はさまざまで、人によっても違うだろう。けれども、これまではあまり語られることのなかったファスティングこそが、多くの女性を救ってきた方法なのだ。

第10章 医師に相談するべきとき

＜イヴ・メイヤー＞

24年以上、私は肥満を克服しようと、医師のアドバイスに従ってきた。彼らは何を食べればいいのか、何を食べてはいけないかを教えてくれた。私は医者の言うことを熱心に聞き、催眠療法、セラピー、過食症のためのリハビリ・プログラム、医師が監督する減量プログラム、カロリー制限ダイエット、毎日のウォーキング、成長ホルモン注射、ダイエットサプリ、それから3度の減量手術を試してきた。どれも、最初は体重が減った。けれども、私はつねにお腹が空いていて、すっかり参ってしまっていたし、不満を抱えてもいた。いつも体重はもとに戻ってしまうどころか、もとの体重よりも多くなったりしていた。

何十年ものあいだ、私は2カ月に1度は呼吸器系の病気にかかっていた。しょっちゅう気管支炎の発作を起こし、肺炎になったことも数回あった。糖尿病予備軍だったので、薬も飲んでいた。多嚢胞性卵巣症候群も患っていたので、減量手術と不妊治療をしなければ妊娠もできない状態だった。抗生物質とステロイドもよく使っていたし、少なくとも1日おきに頭痛に悩まされていた。定期的に歯科検診にも行き、歯を清潔に保つようにしていたのに、どうして歯が腐ってなくなっていくのかと、歯科医には不思議がられた。そんな状態だったので、私は自分が免疫不全の病人なのだと思っていた。

けれども、私は健康的になった。そうなったのは、医者の言うことを聞かなくなってからだ。どういうことか、ちょっと説明しよう。健康になりたければ、他者からのサポートが必要だということは、私もわかっている。医師はそのうちのひとりだろう。薬を飲まなければならなかったり、通常の治療を受けなければならなかったりする場合はとくにそうだ。けれども、ダイエットについては、医者の意見を聞かなくてもいいのだ。自分の直感を信じるほうがいい。

じっさい、栄養学のことになると、ひどいアドバイスをする医師も多い。メディカルスクールとその後の研修で、彼らが栄養学についての講義を受けるのはほんの数時間だ(ジェイソン・ファン博士も書いているように)。栄養について自分とそうたいして違わない知識しか持っていない人の意見だけを聞いて、何を食べるか決めてしまうのはなぜなのだろう。

よく考えてみてほしい。質のよくない食べ物を食べるときに、医者の許可をとったことはないだろうし、医者の意見を聞いたりしたことはないだろう。ケーキを2切れ食べるときに、いちいち医者に電話をしただろうか? 間食をしたり、ホイップクリームをのせたグランデサイズのバニラ・ラテを注文したり、職場で今日2個目のドーナツを食べようとしたり、ドライブスルーのスピーカー越しに超特大のハンバーガーを注文したり、今日4度目の食事をしたりする前に、いちいち医者に許可をとっただろうか？

そんなことは、しなかったはずだ。余分なものを食べるときに医者の許可をとらなかったのと同じように、食事を抜くときにも医者にいちいち聞く必要はない。現在何かの治療中で、ファスティングをしてはいけないと言われているのでなければ、医者に許可をもらう必要はない。

それでも、やはり主治医に相談したいという人は、ファスティングなど物好きのすることだ、と言われるのを覚悟しておいたほうがいい。でも、私に言わせれば、たとえファスティングがたんなる物好きのすることだとしても、何千年ものあいだ人間が実践してきたものなのだから、それだけ効果がある方法なのはたしかだ。

また、医者はファスティングなどやめて、摂取カロリーを制限しなさいとも言うだろうから、それも想定しておいたほうがいい。カロリー制限がこれまでうまくいった試しはなかったのでは？　それなら、まずは間食するのをやめて、どんな感じか試してみたらいいのでは？　そのあと、一回食事を抜いてみて、これならやっていけそうかどうか考えてみては？

もしやっていけそうだと思い、そのうえで医師のアドバイスが欲しいならば、診察の予約をとるといい。ただし、医者に行くのは、あなたの健康面について具体的で大切な情報やアドバイスを聞きに行く必要があるときだけにしよう。

■医者に行くべきとき

食生活を変えたり、ファスティングを生活に取り入れたりするときに、医師に相談したほうがいい場合がいくつかある。それは以下のとおり。

- 体重を記した診療記録が欲しいときや、信頼している医療関係者の説明を受けたいとき
- 糖尿病、高血圧など、ファスティングをしているあいだにも注意をしなければいけない疾患があるとき
- 食後に飲まなければいけない薬を飲んでいて、薬の調整が必要なとき。体重が減り、服用量を変えなくてはいけないとき。

医者に行ったら、どんな目的で来たのかをはっきり述べ、いまの自分の食生活とその結果を伝え、医者に聞きたいことを尋ねよう。例を挙げてみる。

「ガーゾス先生、ここ2週間、私は一日に5回ではなく3回食事をしています。体重は1・8キロ減り、血糖値も標準値に近づきました。どれくらいになったら、メトホルミンの服用量を調整したほうがいいでしょうか?」

どうだろう? 意外に簡単なものだ!

私は医者ではない。20年失敗し続けてきた人間だ。でも、自分の気持ちと考えに従ったことでやっと成功し、長年の悩みから解放された。あなたにとっての解決策がファスティングであるかどうかは、私にはわからない。あなたにとっていい方法が何であるかは、あなた自身が見つけなければならない。でも、いままでほかの方法をさんざん試してきてうまくいかなかったのなら、ファスティングを試してみる価値はある、と信じている。成功する確率は、おおいにあると思う。

〈ジェイソン・ファン〉

医師の得意なことはいくつかある。処方箋を書くこと？　そのとおり。手術をすること？　そのとおり。では、栄養学や減量については？　イヴも書いていたように、この点については「ノー」だ。私のような医療のスペシャリストがそう認めるなんて、とあなたは少し驚いているかもしれない。だが、医師はそのためのトレーニングを受けないし、自分の専門外のことだと思っている。

医師になるためのトレーニングは10年以上も続くが、その間、栄養学について学ぶことはほとんどないし、減量するための方法といった厄介な問題を考えることもない。メディカルスクールの標準的なカリキュラムには、履修しなければならない栄養学の講義もあるが、それも学校によって異なる。一般的には、メディカルスクールに通う4年間で、減量についての講義は10時間から20時間ほど。それもコスモポリタン誌の最新号に書かれている程度のものだ。食べる量を少なくしよう。運動量を増やそう。一日の摂取カロリーを500キロカロリー減らせば、1週間で450グラムの体脂肪が減る……。これまでさんざん言われてきたのと同じ古臭いアドバイスで、数々の研究で効果がないことがわかっている方法だ。

私がトロント大学とカリフォルニア大学ロサンゼルス校で医学の勉強をしていたときに受けた栄養学の講義では、ビタミンKの代謝経路とか、腎臓や皮膚でビタミンDが活性化される経路などについての講義が中心だった。それこそ栄養学の講義だと思うかもしれないが、じっさいは、どちらかといえば生化学に近い。ほかには、壊血病（ビタミンCの欠乏による病気で、何世紀も前に海の男たちの間でよく見られた症状）やペラグラ（ニコチン酸欠乏症）などについて学んだ。壊血病の知識は試験のときには役に立ったが、私がこれまでに壊血病と診断した患者はゼロだ。それは私が現代の医師で、カリブの海賊が暗躍していた時代の医師ではないからだろう。

私の患者が知りたがるのは次のようなことだ。もっと炭水化物を摂るべきだろうか？　それとも炭水化物は減らすべき？　もっと脂質を摂ったほうがいいのだろうか、それとも減らしたほうがいいのだろうか？　砂糖は体に悪いのだろうか？　食事の回数はどうしたらいい？　どうすれば体重を減らせる？

じっさいに生活するうえで抱く、こうした栄養に関する疑問については、メディカルスクールではあまり教えられない。たいていスポーツクラブやジムのほうがよほど知識を持っている。たしかに、医学生なら肥満が2型糖尿病やメタボリック症候群といった代謝性疾患を引き起こす最大原因であることを知っているし、こうした代謝性疾患が心臓病、脳卒中、がん、腎臓病、失明、四肢切断のリスクを高めることも知っている。だが、それが〝疾患〟であるかぎり、医師が学ぶのは薬や手術でその疾患を治療することだけであって、その根本原因の解決法ではない。

メディカルスクールを卒業したあとはどうだろうか？　その傾向はますます強くなる。メディカルスクールを卒業したあとは、インターンシップ、レジデンシー、フェローシップと専門教育がさらに5年続くのだが、その間、栄養について学ぶ正式なカリキュラムはない。つまりこの5年間に、減量できるかどうかは栄養に関係ないと学んでしまうわけだ。そうして、減量については、ダイエット食品やダイエット・プログラムを提供するウェイト・ウォッチャーズ社や、ジェニー・クレイグが考案したダイエット・プログラムや、さまざまな雑誌に任せきりの状態になってしまう。これらは、まったく医学的ではないというのに。

では、減量については医師に相談しないほうがいいということなのだろうか。たとえば親知らずを抜いたほうがいいかどうか、配管工に相談するだろうか？　あなたのヴィジョンについてバリスタに相談しようと思うだろうか？　そうはしないだろう。たしかに、医師が栄養学や減量について詳しく知っている可能性はあるが、そうでない可能性のほうが高い。だから、いま病気で医者に治療をしてもらっているのでなければ、どうか自分自身を信じて、何を食べるべきなのか自分で賢い選択をしてほしい。結局、自分の健康を守れるのは自分しかいないのだ。

第11章

自分を恥じない

＜イヴ・メイヤー＞

私が初めて補正下着のスパンクスを身につけたのは、パリに行ったときのことだ。太り気味の女性にとって、パリは居心地の悪い場所だ。私はある会議でスピーチをするためにパリに行ったのだけれど、スピーチを聞きに来てくれた女性たちはみな若くて、洗練されていて、まるで棒のように細かった。おまけに美しくて健康的。それに比べて私は……。１０９キロの体をなんとかスパンクスに押し込んだものの、自分が大きなソーセージにでもなったかのような気分だった。

世界じゅうの女性がスパンクスを称賛している。スパンクスは体のラインを綺麗に見せてくれるし、ぐっとスリムに見える、と。自分をできるだけ綺麗に見せたいという女性の願いを叶えようという気概を持った、この会社の創設者とCEOには感服する。私はお店でスパンクスを試着するのが恥ずかしかったので、スピーチをする前にホテルの部屋で初めてスパンクスを身につけたのだけれど、スピーチをしている8分間、ずっと苦しかった。あとでわかったのだが、私が買ったものはサイズが小さすぎたようだ。

お腹の部分のゴムがめくれてしまっていたけれど、それは見なかったことにして上から洋服を着て「大丈夫、息はできる」と自分に言い聞かせた（じっさいは、苦しくてたまらなかった）。でも、どれだけバゲットやチーズやマカロンを食べても少しも太らなさそうな、セクシーなフランス人たちの前でこれからスピーチをしようというとき、たしかに私は作家や起業家として成功していたけれども、心の底では、自分のことをとても恥ずかしく感じていた。

自尊心を失ってはいけない

自尊心というのは難しい。いくら世の中で成功して自分に自信を持っていても、太っていることが恥ずかしいという気持ちがあると、自尊心はズタズタになる。私がそのいい例だ。

子どものころ、両親はいつも私に、あなたはすばらしい、特別な子だ、才能にあふれた子だ、と声をかけてくれ、あなたならなんでもできると言い続けてくれた。いい学校にも行ったし、スピーチでも、科学のプロジェクトでも、作文でも、経済の授業でも、ほかの子に負けたことはなかった。バンドではドラムを担当し、ラジオ局の手伝いをしたこともある。高校3年生のときは

〝最も革新的な生徒〟にも選ばれた。

大学を卒業したあとは、いい仕事をいくつもして、自分で自分の生活費をまかなえるようになったし、自由に使えるお金があることに満足していた。小さな町で生まれ育った私だけれど、ロサンゼルス、ナッシュビル、ニューヨーク、シンガポール、日本にまで旅をするようにもなった。その間、自分で会社を立ち上げ、3冊の本を出版し、フォーブス誌から「ソーシャルメディアで最も影響力のある女性5人」に選ばれ、フォーチュン500に選ばれるような会社役員らとともに仕事をするようにもなった。そして、かわいい子どもを生み、離婚を経験し、その後ついに理想の男性とめぐり会った。私のことを成功して、幸運で、恵まれていると思う人は多いだろうけれど、私のことをうらやむ人は誰もいなかった。大人になってからの私は、ずっと太っていて病気がちだったからだ。

私のような人は多いだろう。私は20年以上も体重を減らそうとしたり、慢性的な健康障害をよくしようとしたりしてきたけれど、その間ずっと、自分は負け犬だと認めなければならない、と頭の片隅で思っていた。こんなにも成功しているのに自分が負け犬だなんて、わけがわからなかった。賢くて努力家で、仕事でもプライベートでもさまざまな問題を乗り越えて成功してきたこの私が、この部屋の中にいる誰よりも太っているのはなぜなのだろう。どう考えてもわからなかったし、そのことが自信喪失につながり、やけ食いをしては落ち込み、自己嫌悪に陥った。そのせいで少しも楽しいと感じられないときもあり、感情の浮き沈みが激しかった。私はどこかおかしいに違いない、と思っていた。

でも、私におかしいところはなかった。おかしいのは、ダイエットに関する間違ったアドバイスのほうだった。私が太っているのは、私が失敗したからではない。これからのあなたの新しい生活も、ファスティングによって変わるはずだ。もう、自分を恥じるのはやめよう。

恥ずかしさを手放そう

恥ずかしさを手放すのは、一朝一夕にはいかない。あなたの抱いている気持ちやこれまでの経験は、胸の奥深くまで浸透してしまっているだろうから、それを忘れるのは一筋縄ではいかない。それでも、次のようなことを毎日欠かさず続けていれば、自分のことを少しずつ好きになれる。すべてでもいいし、いくつかでもいいので、毎日やってみてほしい。

1 「過去は過去だ」と自分に言い聞かせる。不健康な習慣やふるまいをしてしまいそうになるたびに、この言葉を唱える。

2 自分のいいところを5つ書き出す。どんなことでも構わない。たとえば髪が綺麗だとか、ユーモアのセンスが抜群だとか、思いやりがあるとか、知的であるとか。そのリストをいつも持ち歩いて、毎日眺めたり、追加して書き込んでいったりする。

3 毎朝起きたときに、その日にやろうと思っているいいことをひとつ口に出して言う。シンプルなもので構わない。たとえば、今日やらなければいけない仕事を終わらせるとか、できるだけいい母親でいるとか。そして、それを実行しよう。

4 誰かのためや、世の中のために、毎日何かひとついいことをする。たとえば、近所のお年寄りの様子をちょっと見にいったり、後ろに並んでいる人にコーヒーを買ってあげたり、賛同するチャリティー活動に10ドル寄付したりする。

5 あなたを支えてくれている人に、毎日電話をかける。話すことが特になくても構わない。ただ、元気にしているか聞いたり、日ごろの感謝の気持ちを伝えたりするといい。

6 何か失敗をしてしまっても、自分を責めない。笑い飛ばしてしまおう。

7 夜寝る前に、「自分が自分であることに感謝する」と声に出して言おう。

〈ジェイソン・ファン〉

肥満の人は、どうしたって恥ずかしいという気持ちを持ってしまう。なぜなら、太っているのはその人の性格と意志の弱さの表れだと、多くの人が思っているからだ。肥満がほかの疾患とまったく違う点は、太ってしまうのは自業自得で、意志の力さえあればなんとかできるはずだ、という無言の非難がつねに向けられていることだ。患者に減量を頑張らせるために、太っていることをあげつらう医師も多い。だが、私はその方法はどうかと思う。彼らは毎日のように世間から非難されているのに、それでもまだ足りないと言っているようなものだ。肥満の人にとって最悪なことは、信頼している医者から辱められることだろう。

これほど肥満が世の中にまん延した責任はどこにあるのだろう。再三述べているように、悪いのは「摂取カロリーを減らして、運動量を増やせば減量できる」という考え方だ。そう説く人は「すべてはカロリーの問題だ」と言うだろうが、その言葉の裏に隠されているのは「あなたが太っているのはあなたの責任だ」というメッセージだ。

一方、もしあなたが乳がんを患ったとしても、予防できる方法がいくらでもあったはずだ、と心の底であなたを非難する人はいないだろう。脳卒中を起こしても、「君が不注意だからだ」と見下すように言う人はいないだろう。「摂取カロリーを減らして、運動量を増やせば減量できる」という考え方があるから、ほかの疾患と違って肥満になるのが恥ずかしいと思ってしまうのだ。医学界も、政府も、多くのダイエットの専門家も、自分たちがこれまで何十年ものあいだ、じつにひどい食事のアドバイスを広めてきたことの責任から逃れようとしているだけなのだ。

今日、アメリカ人の成人の40％が肥満（ＢＭＩ30超）で、70％が過体重か肥満（ＢＭＩ25超）という結果になったのは、「カロリーを抑えた食事を一日に何度も摂るようにすれば減量できる」という考え方が広まっているせいだ。「摂取カロリーを減らして、運動量を増やせば減量できる」というパラダイムが、医師の間でも、社会でも広く信じられているがために、現在の肥満問題は人々の意志の弱さが原因だと考えられている。太っている人がいったいどれほど恥ずかしい思いをしているのか、考えてみてほしい。

だが、そんな時代ももう終わりだ。あなたが太っていたり、肥満であったりするのは、あなたが悪いのではない。ただ、ずっと間違った情報を得ていただけなのだ。さあ、これからあなたも、新しい食べ方、新しい考え方、新しい暮らし方を始めよう。いま私は、あなたにその方法を伝えたくてうずうずしている。

第3部

ファスティングの実践

Your Fasting Plan

第12章 シンプルなファスティングから始める

＜イヴ・メイヤー＞

ファスティングを始めたてのころ、私のやっていたことはすべてちぐはぐだった。もちろん効果はあったけれど、必要以上に心身に負担をかけていたと思う。ファスティングについての情報を読みすぎて何が正しいのかわからなくなり、魔法使いが現れて私の悩みを解決してくれればいいのに、と思ったりしていた。もちろん、魔法使いが現れるなんてことはあるはずもなく、それからの1年間、私はいろいろなものを読み、調べ、試してみては失敗するということを繰り返し、その後ついに、自分にいちばん合ったやり方を見つけることができた。

正直に言って、私は少ない労力で最大限の効果を得たいと思う人間だ。だからずっと、どうやったら簡単にファスティングができるか誰か教えてくれればいいのに、と思っていた。そこで、今度は私が、それをあなたに伝えようと思う。私は魔法使いではないけれど、言いづらいことも遠慮なく言える、親友のような存在にはなれると思う。どうやったらファスティングを少しずつうまくやっていけるか、あなたに合った方法が見つけられるか、本当のことをお話ししよう。

シンプル・ファスティング

あなたはいま、こう考えているだろう。「ファスティングが自分に合った方法なのか知りたい」「健康で魅力的な体にはなりたいけれど、お金と時間はあまりかけたくないし、きつかったり苦しかったりするのも嫌だ」と。たしかに！　人間というのはできるだけ少ない労力で最大の効果を得たいと思うものだし、そう思っているあなたこそ、ファスティングを試してみるべきだ。

なぜかって？

ファスティングをするには、時間を管理するだけでいいからだ。あまりにも簡単な答えなので、長年探し求めていた答えがこれなのか、と思うかもしれない。でも、本当に、それこそがファスティングなのだ。健康な体を手に入れるために、食べない時間をいかに長くとれるか、ということに尽きる。

2キロ減量したい人から、200キロ減量したい人まで、さまざまな人がいるだろう。でも、どんな人にとっても、食べる時間をコントロールすることから始めるのがいいと思う。さあ、いまから、コストも時間もいっさいかからない計画を実行して、ファスティングこそが最小限の労力で効果が得られる方法かどうかを試してみよう。頑張らなくてもいいのだ。でも、あなたが求めているもの、欲しいもの、夢見ているものをあきらめてはいけない。なりたい自分になろう。そのための鍵は、あなた自身にある。

最もストレスのない方法でファスティングを始めるには、私がシンプル・ファスティングと呼んでいる方法でやるといい（あるいは、ほとんど労力がいらないので、怠け者のためのファスティング、とでも言おうか）。シンプル・ファスティングとは、まずはゆるやかなファスティングから始め、状況に応じてスケジュールを変えていくという方法だ。うまくいきそうなら、ファスティングの時間を長くしていけばいい。ずっと最小限の時間でやっていくのがあなたに合っているようなら、そうすればいい。

さて、目標ははっきりと決まっているだろうか。目標はファスティングを始めるうえで欠かせない。まだ決めていないなら、ファスティングをすることで自分が本当はどうなりたいのか、時間をかけて考えてみよう。それが決まってからでないと、シンプル・ファスティングを取り入れた新しいライフスタイルを始めることはできない。

ファスティングのスケジュールをきちんと立て、食事を抜く時間と、食べる時間を正しく決めようとしてストレスを感じてしまう人が多い。そういう人は厳格なルールを立て、正確にやらないと気がすまない人だ。さまざまな記事やブログを読んで、内容に食い違いがあることに困惑していることだろう。私もかつてはそうだった。だから、難しいことはここでは言わない。シンプル・ファスティングの簡単な始め方をお教えしよう。

結局のところ、ファスティングとは「食べる回数を減らす」ということだ。自分に合った計画を立てることができるし、人によって方法は違う。だから、自分に合ったやり方を見つければいい。私はファスティングを始める前、一日に8回食べていたけれども、あなたはもっと少ないかもしれない。だから、次章ではさまざまなファスティング計画を紹介するつもりだ。きっと自分に合ったやり方が見つかると思う。

ファスティングにはさまざまな方法があって、たとえば16：8ダイエット（一日のなかで食べている時間を8時間以内にし、残りの16時間はファスティングをするというもの）、36時間のファスティング（丸一日のファスティング）、長時間のファスティング（32時間以上のファスティング）など、さまざまな方法について詳しい説明がされていたりするが、私はそういう説明を読むのがあまり好きではない。もっと簡潔で、単純な、わかりやすい説明のほうがいい。

何かを新しく始めようとするときに、経験者が専門用語を使って話しているのを聞いても、まるで外国語を聞いているかのように感じてしまうものだ。だから、何行か前に書いてあることを思い出してほしい。ファスティングとは、たんに食べる回数を減らすということ。それだけだ。心配しなくていい。この本の最後に、これから歩む道のりで出会う、さまざまなファスティングの用語をまとめておく。

ファスティングをすると頭がすっきりする

ファスティングをすると幸福感に包まれ、心が平穏になって虹が見えたり、将来が明るく見えたり、ユニコーンの姿まで見えるようになったりするという人がいる。あなたも、そんなひとりだろうか？　もしそうなら、おめでとう！　うらやましいかぎりだ。

冗談はさておき、ファスティングを始めると頭がすっきりして集中力も増すし、夜もよく眠れるようになり、体にエネルギーがみなぎってくるという人が大勢いる。始めてから数時間でそれを実感する人もいれば、数日、あるいは数週間たってから実感する人もいる。人によってファスティングへの反応はまちまちだ。だから、誰にでも効果のある理想的なファスティング計画というものはない。自分で試して、自分で見つけるしかないのだ。本書で紹介する簡単な方法のいずれかをやってみて目標を達成できるなら、それ以上に厳しいファスティングをする必要はないだろう。

体重を減らしたいなら、苦痛や忍耐は当たり前だと私たちは教えられてきたけれど、そんな考え方をするのはもうやめた。もう二度とそんなやり方はしない。目標を達成してそれを維持するためには、ただ食べる回数を減らして、最低限の運動だけをしようと思っている。そう、あなたにも、自分にもっと優しくなってもらいたいし、そうすることで、本当に自分に合っていると思える方法を見つけてもらいたい。信じられないって？　いまの私は健康だし、自分に優しくできる。正直に言うと、いまの自分は最高だと思っている！

＜メーガン・ラモス＞

あるとき、私と夫は体を鍛えたいと思った。そこで、私がウェイト・トレーニングなどをするのにちょうどいいジムを見つけてきた。夫にそのことを告げると、彼はこう答えた。

「メーガン、ぼくたちはここ2年くらい運動をしていないから、きっと前屈運動をしただけで背中が痛くなってしまうと思うよ。だからまずは、明日の朝、ストレッチをしてみよう」

彼は正しかった。次の日の朝、私はストレッチをしてみたのだけれど、それから3日間、筋肉痛が治らなかった。でも、まずは家でダンベルを使った運動を数カ月してからジムに行くなど、少しずつ段階を踏んでいけば、そのうちきっと、屈強な男性に混じってウェイト・トレーニングもできるようになるだろう。

ファスティングについても、同じような方法をお勧めしたい。筋肉を鍛えるのと同じようにやるといい。なかには、ファスティングの筋肉がほかの人よりも強くて、すぐにうまくいく人もいるだろう。なまっている筋肉もあるだろうし、すぐに回復する筋肉もあるかもしれない。あなたのファスティングの筋肉をうまく使うためには、柔軟性が大切だ。だから、本書ではやさしいものから難しいものまで、さまざまなファスティング計画を紹介する。あなたにいちばん合ったやり方を選んでほしい。でも、いきなり数日間のファスティングを始めるのではなく、まずは初歩的なところから始めること。

ファスティングの筋肉の強さを決める要素はいろいろある。たとえば、インスリン値が高い人はつねにお腹が空いている状態なので、ファスティングに耐えるのは大変だ。そのほか、治療中の人や健康問題を抱えている人は（たとえば糖尿病など）、数日にわたるファスティングはできない。習慣も関係してくる。一日に何度も食べなければいけない人もいるだろうし（その場合丸一日ファスティングをするのは無理だ）、いままでの慣例をなくしたくないという人もいるだろう。それでも大丈夫。あなたに合ったやり方がある。

　ふたつのことを心がけていれば、ファスティングの筋肉を強くすることができる。まず、シンプル・ファスティングから始めて、徐々に目標を高くしていくこと。ゆるやかに始めて、1週間ごとにやり方を変えていけばいい。少しずつやり方を変えていけば、思わぬ副作用を減らすこともできる。次に、ファスティングには着実に取り組むこと。ファスティングの筋肉は定期的に使わないと強くならない。1年に4回しかジムに行かないようでは、筋肉がつかないのと同じだ。

　体にストレスをかけるのは、いい面と悪い面がある。あるストレスは筋肉の成長を助けるけれど、ストレスがかかりすぎると有害にもなる。イヴをはじめ多くの人が行っているファスティングは、この考え方に沿ったやり方だ。とくに、生活にファスティングを取り入れるのが不安な人にとって、この考え方は大切だ。

　最終的に多くの人が目指しているのは、36時間のファスティングを週に3回行うことだ。これを難なくできる人もいるけれど、そういう人は稀だ。ほとんどの人は一日に3回食事をして、間食をやめることから始める。そう、祖父母のやっていたことと同じだ。いまの私たちの食生活は、少しずつ何度も食べたり、食事よりも間食のほうが多かったりするので、初めは一日に3回しか食べないということすら、大変に思えるかもしれない。けれども、そのうち食事だけをして間食をしないようにするのが、楽にできるようになる。

私の患者で26歳になるある男性は、この方法で、ファスティングによる効果を得ることができた。彼は大学院で14キロ太り、とくに健康に問題はなかったが、太ったことが気に入らなかった。そこで、間食をしないことにし、朝食も抜くことにした。すると3カ月で、14キロ減量することができた。

たとえ1食でも、食事を抜くのはとても難しいと感じるかもしれない。でも、やっていくうちに、難なくできるようになる。それを苦もなくできるようになったら、次はダンベルの重さを増していくように、ファスティングの時間を増やしていくといい。体が食べ物からではなく体脂肪からエネルギーを得るのに慣れていくにつれ、難なくファスティングができるようになっていく。じっさい、お腹が空いたと感じなくなるので、ファスティングをしていることに気づかないこともあるだろう。

水分の摂り方

ファスティングをしているときは水しか飲んではいけないと、ほとんどの人が思っている。たしかに、そういう方法もあるけれど、それと同じくらい効果が出るほかの方法もある。ファスティングを初めてやる人には、水（普通の水、あるいはスパークリングウォーター）のほかに、ボーンブロス、ピクルスジュース、紅茶やコーヒーなどを飲むように勧めている。紅茶やコーヒーが好きな人は、体の水分量を保つために、1杯飲むごとに2杯の水を飲むといい。紅茶やコーヒーはブラックで飲むほうがいいが、それも多くの人にとっては難しいだろうから、ファン博士も私も、小さじ1〜2杯のクリームを入れて調節するといいと患者には言っている（次のリストを参照のこと）。

脱水症状を防ぐのに塩分は大切だ。ファスティングをするとインスリン値が下がるからだ。インスリン値が下がると、腎臓は水分と電解質を排泄する。ナトリウムは細胞外液に含まれる主な電解質で、失わないようにすることがとても大切だ。つまり、脱水症状を防ぐためには水分だけでは不十分だということだ。電解質も摂らなくてはならない。ナトリウムを摂取すれば、体内のほかの電解質も健康的なレベルに保つことができる。

ファスティングに慣れるまでは、次に挙げるものを試してみるといい。ファスティングを始めたばかりのときは、こうしたものを飲むといいが、ずっとそれを続ける必要はない。ファスティングが楽にできるようになってきたら、そのうち、こうしたものを飲まなくても平気になるだろう。

また、自分で必要ないと思えば、別に飲まなくてもいい。これまでファスティングをしたことがなくて、新しく始めるときに心配なら、ゆっくり始めよう。次に挙げるものを飲みながら、少しずつでいいので毎週必ずやること。そのうち、飲まなくても平気になる。

- ボーンブロス。ビタミン、ミネラル、電解質が豊富なので、減量するにも、長生きするにも、病気の予防にもいい。
- 自宅でつくった低炭水化物の野菜スープ
- ピクルスジュース
- 小さじ3杯のレモンやライムの果汁を加えた水
- りんご酢。血糖値を若干抑える働きがあり、食欲を抑制する効果がある。一度に小さじ数杯程度を飲むこと。ストローを使って飲めば、歯のエナメル質を保護できる。
- ザワークラウト（酢キャベツ）ジュース
- 紅茶やコーヒー（温冷どちらでも）。小さじ1、2杯のホイップクリーム、牛乳と生クリームが半分ずつ入ったハーフ&ハーフクリーム、牛乳、無糖のココナッツミルク、無糖のアーモンドミルク、バターやバターオイル、ココナッツオイルやMCTオイルなどを入れて飲んでもいい。砂糖や人工甘味料は避けよう。

よくある質問

いざファスティングを始めたら、疑問に思うことがたくさん出てくるだろう。それについては第4部で詳しく述べるが、ここでは患者や読者から最もよく訊かれるいくつかの質問について見てみよう。

Q効果を長続きさせるためには、長期間のファスティングをしなければならないのか？

それは、あなたの目標次第だ。

Qファスティングをしたら、何キロやせられるのだろうか？

水分量を除けば、24時間のファスティングをするたびに、体脂肪が230グラムほど減る。男性と女性で減量のスピードは異なる。詳しくは8章「ファスティングの効果は男性と女性で違う」（157ページ）を参照のこと。

Qファスティングと飢餓状態とはどう違うのだろう？

飢餓は自らの意志でなる状態ではないが、ファスティングは自らの意志で行うものだ。ファスティングをする人は、栄養状態の悪い人ではない。体重が多すぎたり、栄養を摂りすぎたりする人がやるのがファスティングだ。

Q脂肪を燃焼させるには、どれくらい長くファスティングをすればいいのだろうか？

16時間連続してファスティングをすると、脂肪が燃えはじめる。昼食を抜くだけでもファスティングの筋肉を鍛えることになるが、それだけでは、まだ脂肪を燃やす段階には入れない。

Qオートファジーとは何だろう？　いつ起こるのだろう？

オートファジーとはギリシャ語の〝auto（自分自身）〟と〝phagein（食べる）〟から来ている。文字どおり〝自分を食べる〟という意味だ。壊れたり古くなったりして使いものにならなくなった細胞を、体が取り除く働きを指す。人によって違うが、24時間から36時間食べないでいるとこの働きが始まり、36時間のときにその働きが3倍になり、72時間たつと横ばいになる。

オートファジーの研究は近年になってから行われたもので、まだわかっていないこともある。オートファジーのためにファスティングをする場合は、水と塩分だけを摂ることをお勧めする。

Qファスティングをすると筋肉が燃焼すると聞いたことがあるのだが、本当だろうか？

およそ24時間以下のファスティングの場合、体は主にグルコースをエネルギーとして使う。グルコースを燃やす段階から脂肪を燃やす段階に切り替わるときに、ほんの短いあいだだけ、エネルギー源としてたんぱく質からグルコースをつくりだす段階がある。これは糖新生と呼ばれる段階だ。この、たんぱく質を燃やしている段階は健康に有害だと考えている人が多いが、じつはその逆である。

ここでいっているたんぱく質とは筋肉のことではないので、たんぱく質を燃やすというのは、必ずしも筋肉を燃やすということではない。皮膚や結合組織もたんぱく質でできている。長時間のファスティングをしていると、体はエネルギー源として脂肪を燃やすように変わっていくので、そうなれば、たんぱく質を代謝する段階も終わる。

Qファスティング中に運動をしてもいいだろうか?

もちろんだ! ファスティング中に運動をすることをお勧めしているし、この点については第15章でも詳しく述べている。ファスティングをしていて疲労感を覚えるとき、いちばんいけないのは何もしないことだ。ウォーキングなどをするといいだろう。上下運動をすると、リンパ液が流れるようになって減量にもいい。ファスティング中に運動をするのが好きだという人もいるし、ファスティングをしながらトレーニングをするプロのスポーツ選手もいる。

Qファスティングをしたら、そのあとつい食べすぎて太ってしまうのではないかと心配だ。そんなことはあるだろうか?

そんなことはない。ほとんどの人は食欲がぐっと減るという。お腹が空いているように感じるかもしれないが、じっさいに食べはじめると、すぐにお腹いっぱいになってしまうようだ。

Qファスティングをすると髪が抜けてしまうのだろうか?

髪が抜けてしまうのは栄養が足りないからだと思っている人は、この点がいちばん心配だろう。けれども、そんなことはない。髪が抜けるのはファスティングではなく、急激に体重が減ることと関係がある。間欠的ファスティングをして、少しずつ体重を減らしていけば(急激に減らさなければ)、体は体重が減ることを予期できるため、髪が抜けるという問題は起こらない。

長期間のファスティングをしたり、身体組成が著しく変わってしまったりする場合は、どんなダイエットをしていても髪が抜けることはある。減量のスピードを落とせば、髪が抜け落ちるのを止めることができる。あるいは、急激に減量したあと、少し時間をおいてみるといい。

Q減量したら、皮膚がたるんでしまうだろうか？

これは人による。２０１２年から始めた私たちの減量プログラムを実践した人で、余った皮膚を取り除く手術をした人はひとりだけだ。

Q毎日、水をどのくらい飲まなければならないのだろうか？

どの程度水を飲めばいいかは人によるので、のどが渇いたら水を飲もう。のどが渇いたのをお腹が空いたと感じることはよくあるので、お腹が空いたなと思ったら、まずは水を飲んでみよう。

Q毎日、塩分をどれくらい摂ったらいいだろう？

これも人によって違ってくる。まずは、水に小さじ4分の1程度の塩を入れて飲んでみよう。それでも頭痛や倦怠感があるなら、それがなくなるまで塩分を増やしていこう。

Qファスティング中にアルコールを飲んでもいいだろうか？

お勧めしない。アルコールを飲むと脱水症状を起こすリスクが高まるし、インスリン値も高くなる。せっかくインスリン値を下げるためにファスティングをしているのだから、アルコールを控えることをお勧めする。あるいは、ファスティングを終えたあと、最初にとる食事のときにワインをグラス1杯飲む程度にとどめておこう。飲むとしたら辛口のワイン（赤・白）や、糖分や甘味料の入っていないスピリッツがいいだろう。

たとえば、ライムを入れたウォッカソーダなどは、マルガリータのようにインスリン値を上げない。また、飲むのは一日に1杯だけにしておいたほうがいい。2杯目からは水にしよう。それから、アルコールを飲む場合は、ファスティング中ではなく、食事をしてもいい時間帯に飲むようにしよう（たとえば、夕食と一緒に飲むなど）。

Qファスティング中に砂糖やステビア甘味料を摂ってもいいだろうか？

絶対にいけない。インスリンを減らそうとファスティングをしているのに、砂糖やステビア甘味料を摂ってしまうと、インスリンの分泌がうながされてしまう。

Qファスティング中にビタミンなどのサプリメントを摂ってもいいだろうか？

サプリメントはオートファジー機能を妨げる。代謝性疾患（2型糖尿病、肥満、多嚢胞性卵巣症候群、非アルコール性脂肪性肝疾患など、インスリン抵抗性に関わる疾患）を治すためにファスティングをしているなら、サプリメントの有効性は定かではない。ほとんどのビタミンは脂に溶けやすい脂溶性ビタミンなので、脂と一緒に摂らない場合は、それほど効果はない。プロバイオティクスは、ファスティング中に飲み続けても構わない。

Qいつも食べ物と一緒に飲んでいる薬はどうしたらいいだろう?

主治医に相談すること。

第13章 間食をやめる

〈イヴ・メイヤー〉

ファスティングへの大きな第一歩は、まず、いっさいの間食をやめることだ。もしあなたが昔の私と同じなら、そう言われただけで二の足を踏んでしまうかもしれない。でも、私を信じてほしい。私にできたのだから、あなたにできないわけはない！

昔の私は、お腹が空けば間食をしていた。一日に何度も。あなたは一日に平均して何回くらい食べているだろうか？　3回か4回？　事実を知ればきっと驚くだろう。真面目な話、ちょっと立ち止まって、昨日何回食べたか、その前の日は何回食べたか数えてみてほしい。

キャンディーを2個食べたのも1回と数える。コーヒーと一緒にクッキーを食べたのも1回と数える。そう、夜中にちょっと甘いものが欲しくなって食べてしまったチョコレートバー半分も

1回だ。すべて数えてみたら、少しずつ、ついついなんの気なしに6回か7回は食べていることだろう。

代謝を活発にするためには、一日をとおして少しずつ何度も食べたほうがいいと教えられてきた人は多い。その結果どうなっただろう。私は何度も何度も間食をした。少しずつ何度も食べながら、代謝を活発にさせようと最大限の努力をしてきたが、とてもショックなことに、この方法は私にはうまくいかなかった。太ってしまったのだ。そこでダイエットをしてみたが、それでも私は太ったままだった。減量手術もしたけれど、(少しましにはなったものの) 太ったままだった。減量手術をしたおかげで胃が小さくなったので、少しずつ、もっと頻繁に食べるようになった。お腹が空いて、何を食べるか決めて、食事を用意して、食べて、片づける、というサイクルが終わることなく続き、それで一日のほとんどが終わっていった。

ファスティングのことを初めて知ったとき、それでやせられるわけがないと思った。そこで、ファン博士の論理が間違っていることを証明しようと、いきなり36時間のファスティングを試してみた。ところが、そのうち、ファン博士の言うことは正しいということがわかってきた。ファスティングのおかげで、私は健康ですばらしい毎日を新たに手に入れることができたのだ。当時、私がもっと賢くて、メーガンが主張しているようなことを実践していたら、もっと効率的に結果が出ていたかもしれない。つまり「ファスティングはウェイトリフティングと同じと心得て、ファスティングの筋肉を少しずつ鍛える」ことをすればよかったのだろう。

ファスティングを始めるのは簡単だ。用意はいいだろうか？　まずは、いまこの瞬間から、いっさいの間食をやめよう。

ステップ1――間食をやめる

ルールは簡単だ。一日に3回、お腹いっぱいになるまで食べること。1回の食事は1時間以内に終わらせるようにして、食べる時間を決めておこう。食事の時間に何を食べるかは、よく考えないといけない。清涼飲料水やそのほかの飲み物、たとえばダイエット飲料なども、食事の時間にだけ飲むことにしよう。どうしてもガムを噛みたいときは、食事のあと、食事時間と決めた1時間以内に食べるようにしよう。

けれども、間食はしてはいけない。ガム、キャンディー、ミント、甘い食べ物、ジュース、甘い飲み物（天然甘味料か人口甘味料かを問わない）、ブロス、スムージー、スポーツドリンクなども、食事の時間以外は飲んではいけない。

それくらい簡単だと思うようなら、すばらしい。だじゃれを言うようだが、そのうちファスティングなど朝飯前になるはずだ。私と同じ年代の人なら、間食をしてはいけないと何度も言われたことがあるだろう。学校から帰ってきておやつを食べていると、夕食が食べられなくなるわよ、とよく言われたものだ。でも、そんな知恵はいつの間にか忘れられてしまい、私も含めていまの親たちは、子どもが学校から帰ってくるとおやつをあげるようになってしまった。

少しずつ始めることが大切

読者のなかには、自分が一日に8回から10回も食べていることに気づいた人もいるだろう。そういう人は、いきなり3回に減らしてはいけない。そうすると、いまの3分の1の量しか食べないことになってしまうからだ。一日にタバコを1箱吸う人が、いきなり一日に2、3本に減らすのと同じだ。あっという間に失敗してしまうに決まっている。そうなってほしくはない。

1週目 食べる回数を一日8回から7回に減らす。
2週目 食べる回数を一日7回から6回に減らす。
3週目 食べる回数を一日6回から5回に減らす。

その先も同じように、少しずつ減らしていこう。

私が間食をやめたときは、どこか落ち着かない気分ではあったものの、それほど大変でもなかったし、耐えられないほどではなかった。一日に何度も食べることに慣れてしまっていたので変な感じがしたけれど、それだけのことだと自分でもよくわかっていた。

初めは、いつも食べていた時間になるとお腹が空いた。けれども、そのうち体も間食をしないことに慣れていき、その時間になっても食べたいと思わないようになっていった。いままでと同じように間食をしないと、食事の時間にはいままでよりもっとお腹が空いているようになり、そのぶん、たくさん食べた。体もそのうち、そういう生活に慣れていった。
いまでは9割がた間食をしなくなった。それこそが、これまでの人生で初めて、私が自分の体重を健康的なレベルに保てている秘訣だろう。何かちょっと食べたいと思って食べ物を探したりすることは、いまでもときどきあるし、何時間もお腹が空いてしかたないときは間食をすることもある。でも、そんなときは少ない。ありがたいことに、いまでは間食をしないことにも慣れたし、思っていたほど間食をしないことは難しいことではない。だいたいいつもルールを守るようにする、というのがうまくいくコツだし、それこそ私が実践している方法だ。

〈ジェイソン・ファン〉

空腹をコントロールすることが減量の鍵だ。では、どうやってコントロールすればいいだろうか。医者やダイエット本によると、空腹を感じないようにしたいなら、少量の食事を一日に6回から7回に分けて食べるのがいいという。そうすれば、何を食べたらいいのかよく吟味できるし、食べすぎを防ぐこともできるというのだ。一見、このアドバイスはとても理にかなっているように思える。けれども、少し深く考えてみると、この論理はおかしい。
食べる量を決める最も大きな要素は、どれだけお腹が空いているかだ。食べる量を減らそうと自分で決めることはできても、お腹が空くことを止めることはできない。つねに何かを食べているのに、いつもお腹が空いている状態が何日も、何カ月も、何年も続いていれば、健康に悪影響が出る。自分の体と永遠に戦い続けているようなものだからだ。けれども、あまりお腹が空いていないなら、自然と食べる量は少なくなる。そうすれば、自分の体と戦うのではなく、協力しながら減量ができる。

間食をしたり、一日に少しずつ何度も食事をしたりするとお腹が空かないという科学的なエビデンスは、はたしてあるだろうか。ない、というのが答えだ。

もう一度言おう。一日じゅう食べ続けていれば、お腹が空いてしかたなかったり、胃が痛くなったりすることがないので、間食をしないですむ、という考え方の科学的な根拠はない。また、私たちの体は食物エネルギー（カロリー）を体脂肪というかたちで蓄えておいて、必要なときにそのカロリーを使うことができるため、間食をする必要はそもそもない。それに、つねに食べるのは面倒なことでもある。一日に6回も7回も食べ物を探さなくてはならないとすると、やるべきことをやる時間がどこにあるだろう。つねに何をいつ食べるかを考えていなくてはならないのだから。

軽食を食べたり間食をしたりしていれば、食べすぎる心配はないと思っているかもしれない。もしそれが本当なら、前菜とは何のためにあるのだろう。オードブルは食欲を増すために供されるものだ。美味しいものをほんの少し食べると、唾液が出たり食べ物のことを考えるようになったりして、もっとお腹が空く。フランスでは〝アミューズブーシュ（一口のお楽しみ）〟とも言われる。では、なぜ一口なのか。そのほうが、食欲が増すからだ。量が多いと満腹ホルモンが分泌されて、食欲が失せてしまう。一口なら逆の効果がある。

次に、あまりお腹が空いていないのに、朝食の時間になったときのことを考えてみよう。あまりお腹は空いていなくても、朝食を食べることだろう。なぜなら、朝食は一日のうちで最も大切な食事だと言われてきたからだ。不思議なことに、お腹は空いていなかったのに、いったん食べはじめたら全部平らげてしまうことになる。食べはじめるまでは朝食を抜いてもまったく問題なさそうだったのに。

あなたにもそんな経験があるのでは？　私にもそんな経験が何度もあるが、それはたんに、自分はお腹が空いているはずだと思い込んでいたからだと気づいた。お腹が空いていないのに食べてしまうのは、減量にいいとはいえない。それなのに、たった1回食事や間食を抜いただけでも、とんでもないことだといわれたりする。まったく論理的ではない。

一日に少しずつ6回も7回も食べていると食欲が刺激されるが、満腹になる前に食べるのをやめてしまうことになる。そういうことが、一日のなかで何度も繰り返される。何度も食べたからといって、食欲はなくなるものではなく、むしろ大きく増す。お腹が空いているのにお腹がいっぱいになるまで食べられない状態では、間食をしないようにするには、とてつもなく強い意志の力が必要になる。それでは心身を消耗してしまうが、それが毎日続くことになるのである。

このサイクルを断ち切るためには、そして食欲を抑え続けるためには、間食をやめて、食べる回数を減らさなくてはならない。

第14章 食事を抜く

〈イヴ・メイヤー〉

さて、あなたも自分の生活を変える準備ができていることだろう。間食をするのをやめられたら（ステップ1）、次はいよいよファスティングにチャレンジしてみよう。大丈夫。そんなに難しいことではない！　わかりやすく説明するし、前にも述べたように、もしまだ次のステップへ進む準備ができていなかったり、自分には難しいと思っていたりするなら、無理に進む必要はない。自分が無理なくやっていけるものを続けて、それが完璧にできるようになったら、その先へ進もう。

ステップ2――朝食を抜く

そう、朝食を抜くだけでいい。一日に摂る食事を3回ではなく2回にする。忘れないように言っておくけれど、間食もしてはいけない。

朝食を抜く前の晩はどうすればいいだろうか。これはいい質問だ。前日の夕食には、体によくて、加工されていないそのままの食べ物を、お腹いっぱいになるまで食べよう。できれば、第5章で述べたような低炭水化物の食事が好ましい。甘いものを食べたり、食べないほうがいいと決めたものを食べたりしてしまうと、翌朝にはもっとお腹が空いてしまう。

私の経験では、ファスティングをする前の晩は、たとえば肉、チーズ、野菜たっぷりのグリーンサラダなど、体にいい脂質を多く摂るといいようだ。夕食は1時間以内にすまそう。1時間以内なら、誰かと一緒にお腹がいっぱいになるまで楽しく食べていい。

次の日の朝食を抜くと、それまでは毎朝食べることに体が慣れていたので、最初はお腹が空いてしまうことだろう。そんなときは、水分を摂って気をまぎらわせよう。水、炭酸水、紅茶、コーヒーなどを飲むといい。どうしてもというなら、紅茶やコーヒーにはクリームを少し入れてもいい。

私は朝食を食べないが、コーヒーを2杯飲むことにしている。そうすると体がシャキッとする。砂糖や甘味料は入れてはいけない。ステビアなどの天然の甘味料もいけない。なぜかって？　甘味料をとると空腹を感じるようになり、ファスティングをするのが必要以上に難しくなるからだ。

思い出してほしい。減量の鍵は空腹をコントロールすることだ。カロリーをコントロールすることではない。昼食の時間になったら1時間以内に食べるようにして、夕食まで8時間以上は空けないようにしよう。夕食も1時間以内に食べること。

代謝を活発にしようと、起きたらすぐに食べることにしていた時期もあった。いまは朝食を食べることはめったにないが、それで何の問題もない。じっさい、朝食を摂らないことに慣れてしまうと（6カ月かかった）、ほとんどお腹が空かなくなった。お腹が空いていることがあったとしても、クリームを少しだけ入れたコーヒーを飲めば、それで平気だ。

朝食をどの程度の頻度で抜くかは、あなた次第。初めて抜いたときに、たいしたことではないと思えば、次の日も抜いてみよう。食べないでいるのが耐えられないようなら、耐えられるようになるまで、まずは週に1回か2回抜いてみるといい。その後、少しずつ頻度を上げていって（一週間に一日ずつ増やしていくといい）、自分が心地いいと思えるところを探そう。

なかには不規則な生活をしていて、朝食のかわりに夕食を抜いてもいいだろうかと思っている人もいるかもしれない。もちろん、それでも構わない！　どの食事を抜くかは問題ではない。大切なのは、一日の食事の回数を2回にするのに慣れることと、それぞれの食事を1時間以内にすますことと、2回の食事の間隔を8時間以上空けないことだ。

朝食を食べないまま、朝に運動をしてもいいかって？　もちろん、運動をして構わない。私もやっているが、食べたあとに運動するよりも、ファスティングをしているときに運動したほうがはるかにいいと自分では感じている。朝食を抜いたことで、思いがけず家族との時間も多く取れるようになった。ソファに座ってコーヒーを飲んだり、愛犬のお腹をなでてあげたりする時間も増えた。それに、出かける前にお皿を洗わなくてもよくなったし、朝食用の食べ物を買う必要もなくなり節約になった。まさにウィンウィンだ！

私が言いたいのは、できる範囲で朝食を抜いてみて、自分の体と心がどうなるか見てみるといい、ということ。朝食を抜いている人を私はたくさん知っているが、彼らがやっているファスティングはそれだけだ。それでも体重が減り、薬を飲まなくてもよくなり、生活をよい方向に変えることができている。あなたもそうできるかもしれないし、しばらくしたら、もっとやってみようと思うかもしれない。繰り返して言うが、すべてはあなた次第だ。あなたの人生なのだから。

ステップ3——昼食を抜く

さて、いまあなたは間食もせず、朝食も自分に合った頻度で定期的に抜いている。次のステップは、一日に摂る食事を夕食だけにすることだ。

少し考えてみれば、朝食を抜いたあとに昼食を抜くというのは、ファスティングの時間をあと6時間程度増やすだけでいいということだ。ほとんどの人にとって、これは思ったほど大変なことではない。まずは一週間に1日だけやればいい。次の日には、いつもと同じように食事をすることができる。

たしかに、お昼時になるとお腹が空くだろうけれど、忙しく過ごすようにして、水分をじゅうぶんに摂り、ほかのことに集中するようにしよう。必ず目標を達成するという強い気持ちを持つことだ。夕食の時間になったら、体によくてお腹がいっぱいになる食べ物を1時間以内に食べよう。ただし、寝る2時間前までに食べ終わること。

一日に摂る食事を夕食だけにすることがそれほど大変でない人は、次の週にもそれを実践してみよう。それが無理なくできるようだったら、1週間に2日、夕食だけを食べる日をつくろう。ただし、2日続けてやらないこと。それに慣れたら、1週間に連続しない3日、それができるかどうか考えてみよう。

どの食事を抜くかは問題ではない。ステップ1と同じだ。自分で選んだ食事を摂ればいい。一日に摂るのを夕食だけにしようと私が言うのは、家族やそのほかの人と一緒に食べることが多いのが夕食だからだ。変則的な生活スケジュールの人は朝食だけを食べることにしてもいいし、昼食だけを食べることにしてもいい。必要なことはたったひとつ、前回の食事から23時間空けることだ。だから、もし昼食だけを食べることにするなら、その前の日に食べた最後の食事も昼食でなくてはならない。

私はこの新しいライフスタイルにするまでファスティングの経験はまったくなかったのだけれど、24時間のファスティングが心身ともに難しいと感じたことはない。まず間食をやめ、朝食を抜くところから始めたので、あと1回の食事を抜くことがそれほど大変だとは感じなかった。いまでもそう思っているし、朝食を食べることはめったにない。

ファスティング時間をカウントする方法

タイマーやアプリを使って、24時間のファスティングをカウントしている人が大勢いる。ファスティングをするのに役立つだけでなく、ファスティングの時間が積み重なっていくのを確認することができて達成感を覚えるそうだ。これで14時間、18時間……24時間！　さあ、夕食だ！という具合に。

こういうツールを使ったらうまくいきそうなら、ぜひやってみよう！　ただ、私の場合は、ファスティング時間をカウントするのはそれほど役に立たない。あとどれくらいファスティングしなければならないのか考えると、お腹の空き具合ばかりが気になってしまうからだ。ファスティングを最後までやり遂げられるか不安になってしまう。私は、忙しくしていて気をまぎらわせるほうが、ファスティングを楽しめると思っている。でも、あなたの意見は違うかもしれない！

ステップ4——夕食を抜く

正直に言おう。このステップ4がいちばん難しい。でも、間食をやめて、朝食を頻繁に抜き、週に何回かは昼食も抜くようにしていても、減量に効果がなかったり、健康上の目標を達成できていなかったりするなら、36時間のファスティングにチャレンジしてみるべきだ。

いま、あなたはこう思っているはずだ。「ちょっと待って。36時間ですって？　丸一日ファスティングをするだけだと思っていたのに？」でも、ちょっと考えてみてほしい。36時間のファスティングとは、36時間食べないでいるということだ。たとえば夕食を午後7時に食べ終わったとする。それから寝る。次の日は何も食べないとする。そしてまた寝る。朝起きて7時に朝食を食べる。すると、ほら、これで36時間のファスティングだ！

私が初めて36時間のファスティングをしたときは、これとは違うスケジュールでやったのだけれど、それはとても大変だった。なぜかって？　起きている時間がもっと長くて、お腹が空いてしかたなかったからだ。そのときは朝食を食べてから36時間のファスティングを始めた。つまり、ファスティングをしていた時間のうち、眠っていたのは8時間だけだったことになる。36時間のうち16時間を眠っているほうが、はるかに楽だ。そうすると、空腹に対処しなくてはいけない時間は、起きているあいだの20時間だけになる。

ファスティングをするなら、できるだけ忙しい日、そしてできるだけ食べ物がそばにない日にすることをお勧めする。うまくできそうな日を選んで、苦痛を覚えなくてすむような環境にしよう。その日はできるだけほかの人と一緒に食事をしないように気をつけ、買い物に行ったり、料理をしたりしないようにするといい。こういうことは避けようがない場合もあるので、周りの人に協力してもらうことが必要だけれど、みんなが協力的なことにきっと驚くだろう。

丸一日のファスティングをするとき、私はいつもより睡眠時間が少なくなってしまいがちだ。以前はそのことに戸惑ったりがっかりしたりしていたが、いまは、普段やれないことをやるチャンスだと考えるようにしている。

最後に、丸一日何も食べないのは〝ファスティング〟であって、〝飢餓状態〟ではないということを忘れないようにしよう。自分で食べないことを選んだという意識が、違いをもたらす。胃が空っぽのまま寝るのは怖いと思うかもしれないけれど、眠ってしまったらそんなことは気にならなくなる。先ほども書いたように、その日はさまざまなことをして気をまぎらわすことだ。水分を摂ったり、自分の好きな活動をしたり、いま自分は目標に向かって頑張っていてすごい、と考えたりするといい。

お腹は空くかって？　もちろんだ！　何も食べずに一日を過ごすことに慣れていないので、いつものようにお腹が空くだろう。でも、お腹が空くのは別に悪いことではない。体が体脂肪を燃やしているというサインなのだから。それに、そこからは未知の領域に入るわけで、1回1回のファスティングが、またとない経験になる。いままでにしたことがない長さのファスティングをするときは、もっとお腹が空くだろう。けれども、ここまでファスティングの筋肉を鍛えてきたのだから、きっとうまくいく。

36時間のファスティングをどの程度の頻度で実践するかは、あなた次第だ。初めて36時間のファスティングをしたときに大変な思いをしたのなら、1カ月待ってからもう一度やってみるといい。苦もなくできたのなら、次の週にもう一度やってみるといいだろう。定期的にできるようになってくれば、目標に早く到達するためのツールになるはずだ。

丸一日ファスティングをした日にスムーズに眠りにつくためのヒント

1 早く眠れば、そのぶん早く朝が来て食事ができると考える。

2 水分をじゅうぶんに摂る。カフェイン抜きの温かいお茶（たとえばカモミールティーなど）を1杯飲むと、お腹が満たされるという人もいる。

3 必要ならメラトニン（睡眠サプリ）を飲んでみる。

4 温かいお風呂につかる。寝る数時間前までに入ると効果が高い。

5 もしできれば、寝る数時間前には、コンピュータ、テレビ、携帯電話のスクリーンを見ないこと。

6 瞑想、深呼吸、アロマセラピー、読書、そのほか心が落ち着くことをしてみる。

7 朝食に何を食べるか考える。ただし、寝る前に準備しておいてはいけない。そうしてしまうと、いつの間にかそれが口に入っているものだ（私の場合がそうだった！）。翌朝食べることを楽しみにすれば、空腹にも耐えやすくなる。

ステップ5——2日間のファスティング

すっかり見違えた！　いまやあなたもファスティングのベテランだ。間食をやめ、朝食を頻繁に抜き、ときには昼食も抜き、丸一日食べないことだってできるようになった。つまり、これで長期ファスティングができるようになったということだ。24時間以上のファスティングのことを、そう呼ぶ人も多い。いい調子だ！

では、1日以上何も食べないようにするには、どうしたらいいだろうか？　まずは、本当にそれをやる意志があるかどうかを、自分に確認しなくてはならない。別に長期ファスティングをしなくても体重を落とせたり、健康上の目標を達成できたりする人はたくさんいるし、それで何も問題はない。

たとえば、オンラインで交流しているある女性は、間食をやめ、朝食を抜いた。それだけで彼女は1年で27キロやせられたし、血糖値が健康な数値にまで下がったので、医者から2型糖尿病の薬も飲まなくていいと言われるようになった。また、ある男性は、朝食を抜くほか昼食を週に2日抜くことで、9カ月で45キロの減量に成功した。その結果、血圧も下がり、18年間服用していた薬を飲まなくてもよくなった。

ただし、すべての人にこのような結果が出るわけではないし、次のような場合は、長期ファスティングを試してみてもいいかもしれない。

- 目標を早く達成したい。
- 体重や体のサイズが1カ月以上変わっていない。
- 長期ファスティングをするとどうなるか興味がある。
- 減量だけでなく、もっと健康になりたいと思っている。たとえば、2型糖尿病の人の場合は、長期ファスティングをしたほうがインスリン値の下がり具合が大きくなる。ファスティングを始めてから36時間たつとケトーシスが起こり、48時間たつとオートファジーが起こる。また、長期ファスティングをすると、頭がすっきりするともいわれている。

ファスティングの筋肉を鍛えたり、長期ファスティングがあなたに合っているかどうか確かめたりするために、まずは丸一日何も食べないまま寝て、次の日の昼食まで抜いてみよう。それで平気なようだったら、数日後に、42時間のファスティングを試してみる。その次は48時間のファスティング。しばらくたったら、今度は72時間、そして5日間のファスティングを試してみよう。大切なのは、ファスティングの時間を少しずつ延ばしていくことだ。ある時間のファスティングが楽にできるようになってから、次の段階へ進むこと。

長期ファスティングは時間が長ければ長いほどいいと思い込みがちだが、そういうわけではない。私はこれまでに、11日間のファスティングと、10日間のファスティングという長期ファスティングを試してみたことがある。

結果は見事だった。一度やるごとに5キロも体重が減り、肌もすてきなスパで300ドルかけてお手入れしてもらったかのようになった。けれども、そのファスティングは精神的にとてもきつかったし、減量の幅も、丸一日のファスティングを1カ月に10回した場合と同じくらいでしかなかった。そのほかには、36時間や48時間のファスティングを20回ほどしたことがある。それも続けるのは大変だけれども、忙しい日や、夫が買い物や料理をしてくれる日に設定すれば、やり遂げることができる。

11日間のファスティングをしたときには、自分の思考や感情の変化に驚いた。当時、日記をつけていたので、それをときどき読み返しては、自分が精神的に高揚していたことに驚くばかりだ。

最も強い感情は怒りだった。２年ほどお世話になっていたトレーナーに対して私は怒っていた。そのトレーナーには、ファスティング中の私の態度が不愉快だと言われたのだ。ファスティングの成功率についてのデータを調べては、それを夫に四六時中報告し、彼をうんざりさせていた自分にも腹が立っていた。エネルギーがあり余りすぎてよく眠れなかったり、朝の４時に目が覚めてしまったりすることにも困っていた。食べることをおろそかにするような、新しい生活を始めなくてはならないことにも怒っていたし、そのために新しいスキルや興味を身につけなければならないことにも怒っていた。

でも、いちばん腹が立っていたのは、なぜもっと早くファスティングをしなかったのだろう、ということだ。何年ものあいだ、やせようと努力をしては失敗して落ち込んできた。それが、長期ファスティングをしたら、健康になったように感じられ、いつもよりエネルギーがみなぎってくる気がしたのだ。まるで生まれ変わったかのようだった！　そして私は、こう思っていた。「どうして誰もファスティングのことを、もっと早く教えてくれなかったの？」と。

長期ファスティングをしようと思ったら（とくに48時間以上のもの）、医師に相談しながらやることを考えてみるといいだろう。私が11日間のファスティングをしたときは、ファン博士とメーガンに診てもらっていた。主治医にもそのことを報告すると、健康を手に入れるために私が新しい方法を試すことを応援してくれた。第10章でも述べたように、健康に問題を抱えていたり、食べ物と一緒に飲まなくてはならない薬を服用していたりする場合は、医師に相談することがとくに大切になってくる。

どんなやり方をするにせよ、長期ファスティングは体重と全身の健康を再起動することができる、すばらしい方法だ。ファスティング計画の中に取り入れれば、さまざまな健康上の問題を変えることができるし、健康、幸福、自尊心についての考え方も変わるだろう。

<ジェイソン・ファン>

さて、ここまででファスティングの始め方と進め方には、さまざまな方法があることがわかったことだろう。次は、ファスティングを終えるときにはどうしたらいいかを学ぼう。

5日以下のファスティングの場合なら、それほど心配することはない。少しずつ、気をつけながら食べればいい。もうおわかりだと思うが、いったん食べはじめると、満腹だという信号をホルモンが出すまで、人間は食べ続ける。それ以上に食べないようにするのが大切だ。食べるといい気分になるような、さまざまな色の、栄養価の高い、体にいいものを食べなくてはならない。

少しずつよく噛んで、口に食べ物を詰め込みすぎないこと。最初の一口は少し変な感じがするかもしれない。あるいはその逆に、いままでよりもずっと美味しく感じられるかもしれない。その気持ちを味わうといいが、それにとらわれすぎてもいけない。食事は1時間以内に終わらせるようにしよう。水分をじゅうぶんに摂ることも忘れずに。

5日間以上の長期ファスティングをした場合は、通常の食事をする30分前に、軽食（たとえば少量のナッツや、少量のサラダなど）を摂ることを勧めている。軽食は一種の栄養補給だ。長期間のファスティングをすると、リフィーディング症候群と呼ばれるものが起こるリスクがある。これは、ファスティング明けに大量の食事をすることによって、電解質が急速に細胞の中に移行してしまう症状だ。これはとても危険な症状だが、少しずつ栄養補給をしていくことで、そのリスクを抑えることができる。

栄養補給を行うもうひとつの理由は、食べすぎを防ぐためだ。ファスティングを終えると、つい食べすぎてしまう人がいる。しばらく消化システムを使っていなかったので、軽食を食べることで、消化システムのウォーミングアップができる。36時間以内の短いファスティングの場合は、軽食を食べても食べなくてもあまり違いはない。

第15章

運動は減量のためではなく健康のためにする

〈イヴ・メイヤー〉

注意書き――運動をするのが好きで、自分が理想とする体重をおおよそ保てている人は、この章は飛ばして第16章に進んでもらって構わない。
でも、運動と聞いただけで思わずうめいてしまう人や、運動をする時間がなかなかとれない人、あるいはこれまで運動をしても思うように結果が出なかった人は、このまま先を読んでほしい！

私も運動で苦労した

ずいぶん前のことになるが、体重が127キロあったころ、乳がん撲滅キャンペーンの一環で、

3日間で約100キロを歩くというイベントに参加するための準備をすることにした。キャンペーンのための資金集めをするかたわら、私は週に何回か、5キロから25キロほどを歩く訓練を6カ月間続けた。

10キロ、20キロ、50キロも余分な肉をつけて運動をしたことがあるだろうか？　私はある！127キロあった私には、余分な肉が60キロ近くついていた。そう、大人の女性をひとり背負っているようなもの。2キロ歩くことすら大変なのに、その体重で何カ月も歩き続けるなんて、まさに地獄。

体のあちこちがギシギシいって痛むし、足は体重を支えるので精いっぱいだった。毎週末16キロ歩いていたのだけれど、ジョギングや早歩きをしている人たちが次々と私を追い越していった。速く歩けない自分がとんだノロマに思えて恥ずかしかった。それでも、私は頑張ってトレーニングを続け、乳がんと勇敢に闘っている友人のために、イベントではなんとしても最後まで歩きとおそうと決意した。

私がトレーニングをしていたのは自宅のあるダラスだ。ダラスはほとんど坂のない平地だけれど、一緒にイベントに参加する予定の大学時代の友人は、サンノゼやサンフランシスコに住んでいる。カリフォルニアは、私がトレーニングをしている所よりも少し起伏がある。彼らにとってはわずかな登りでも、私にとっては大きな山のように感じられるだろう。

何千人もが参加した3日間のイベントで、私は毎日、前方に陣取ってスタートした。でも、一日の終わりごろには、いちばん後ろではないものの、最後尾を歩く集団の中にいた。後ろには車が控えていて、必要ならば次の給水ポイントまで乗せていってくれる。バイクに乗った親切なボランティアの女性も後ろからついてきていて、私はすっかり彼女とも打ち解けて話せるようになった。２日目には、車で先に給水ポイントまで行ってちょっと休むといい、と彼女が親切にも助言してくれた。私は丁寧にその助言を断ったのだけれど、結局お昼ごろになると、車にかつぎこまれるようなありさまだった。

３日間のウォーキングは、よくいえば現実を知ることができた機会だったけれど、悪くいえば屈辱的な体験だった。さまざまな年代のさまざまな体格の人たちが、私を追い越していった。スリムな人もいればそうでない人もいたし、私より太っている人もいた。がんのせいなのか、頭髪の抜け落ちた70歳くらいの女性が、確かな足どりでさっそうと私を追い抜かしていったこともあった。たしか、松葉杖をついた女性も、私に憐れむような視線を送りながら追い抜かしていった。

私がこんな話をしているのは、太っていたとき、私はずっと運動をしていたと伝えるためだ。何年も、お金と時間と望みをかけて、ウェイト・トレーニング、ダンス、ウォーキング、ヨガ、ピラティスなどをやっていたし、ジムに行ったりパーソナル・トレーナーをつけたりもしていた。そうやって運動をしていても、減量に効果はなかった。それどころか、３日間のウォーキング・イベントのために訓練をしているときは、２キロも太ってしまったのだ。きっと筋肉がついたからだろうって？　洋服がきつくなったので、たんに太ったのだと思う。

減量して健康な体を再び手に入れるためには、何か運動以外のものを生活に取り入れなくてはならない。その何かとは、ファスティングだ。

ファスティングしながらの運動

ファスティングをしながらの運動は、しても構わないどころか積極的にしたほうがいいと聞くと、多くの人が驚く。私は2年前にファスティングを始めたのだけれど、大人になってから、いまがいちばん体の調子がいいし、筋肉もいままでよりついている。いまでも少しずつ確実に、体脂肪が減り筋肉が増えていっている。それに、毎日活力がみなぎっている。

その秘訣をお教えしよう。じつは、以前よりも運動をする時間を減らしているのだ。かつては、一日に少なくとも3時間はトレッドミル・デスク（ルームランナーつきの机）で仕事をしていたし、週に数回はトレーナーをつけて運動をしていた。でも、いまよりずっと不健康だったし、もっと太っていて、もっとお腹が空いていた。いまは、楽しんで運動をしている――だいたいの時間は！

私のルーティンはごくシンプルなものだ。ほぼ毎日、早足で20分ほど犬を散歩させているほか、バーベルやマシンを使って1週間に2回ほど、45分間の筋トレをしている。筋トレをするときは、パーソナル・トレーナーについてもらったり、夫と一緒にジムに行ってワークアウトのアプリを使ったりしながら、小さなバーベルを持ち上げたり、マシンの抵抗を小さくしたりしてやっている。

最近は週に2回、クロスフィット・プログラムを取り入れている。たいてい、クラスの中でいちばんできが悪いのは私だけれど、それでもバーベルを持ってスクワットをしたり持ち上げたりすると、たいした重さでなくても、自分が強くなった気がする。

つまり何が言いたいかというと、ファスティングをして、前よりも運動量を減らした結果、私はいままでよりも健康的になったということだ。

運動をしたほうがいいかって？　もちろん！　運動することは脳にも、呼吸にも、心臓にも、肺にも、筋肉にも、消化にも、細胞の組成にも、メンタルヘルスなどにもいい。運動をいっさいやめてしまうと、私の場合、10日ほどすると気分も集中力も落ちてしまう。

何度も言うが、あなたはあなた自身で、自分に合った運動を見つけなくてはならない。メーガンもお勧めの運動を教えてくれるとは思うけれど、ある運動を1週間に3時間、絶対にするべきだとあなたに言える人は誰もいないのだ。

最近、私は夫と一緒にネバダ州に休暇で出かけ、ブルーダイヤモンドという高地砂漠にある小さな町を訪れた。すてきなレストランや自転車屋があり、サイクリングをしたり、乗馬をしたり、ウォーキングをしたりすることのできる全長240キロのハイキングコースもあった。夫と私は珍しくハイキングに行こうと決めた。人生で初めての、きちんとしたハイキングだ。ごく控えめに言っても、私は緊張していた！　でも、前向きに考えて、ハイキングに出かけた。3・2キロのコースを歩くのに1時間半かかったけれど、山の上に着くと、赤と茶色に彩られた山の景色と、頬をなでるさわやかな涼風が最高に心地よかった。突然、私は感極まって泣き出してしまった。

美しい山の頂上で、登り切ったことに歓喜して空に手を伸ばしている友人の写真を、きっとあなたも目にしたことがあるだろう。私の友人にも、そんな写真をネットに投稿している人が大勢いる。私は友人たちの頑張りを嬉しく思いながら、そうした写真をいつも眺めてきたけれど、自分にはきっとできないだろうと思っていた。それが、ついに私にもできたのだ。

ネバダ州の山の頂上に立った私は、突然、思いがけず、自分もやればできるのだと思った。あなたもきっとできるはずだ！

1 自分にできる範囲のもの、スケジュールに合うものを選ぼう　1週間に2時間ほどしか走る時間がとれないなら、マラソン大会に参加するのはやめよう。料金の高いピラティスの個人レッスンなどは、金銭的に余裕がない場合はやめておこう。

2 自分が楽しめるものを探そう　運動するのが苦痛な人もいるかもしれない。私にはよくわかる。私も昔はどんな運動をするのも嫌だった。朝起きて運動しなければならないのは苦痛だった。そこで、私はウォーキングをすることにした。戸外にいると心が平穏になるからだ。少しずつ、慣らしていった。

自分の好きな運動がすぐに見つからない人は、自分が楽しめる環境は何かを考えてみるといい。たとえば、ストレスを軽減するために軽い運動を探している人は、ゆるやかなヨガをしてみるといい。プールに行くのが好きな人は、水中エアロビクスもいいだろう。

3 有酸素運動ではなく、筋トレをすることを考えてみよう　運動習慣が身についていない人が有酸素運動をするのは大変だ。すぐに疲れてしまうからだ。そういう人は、筋トレを少しずつやって筋肉をつけていくといい。ダンベルやバーベルを少しずつ重くしていくと、達成感を味わうことができる。

4 習慣にしている運動が楽にできるようになったり、物足りなくなったりしたら、もっとやってみよう。さらに難しくしたり、環境を変えたりしてみよう　体は高い調節機能を持っている。だから、つねに変化を与えていないと、運動の効率が下がってしまう。

5 毎週、自分の気分がどう変わるかチェックしよう。運動をしたときにメンタルがどうなるか注意して見ておこう　散歩に行くと心が落ち着くだろうか？　週に何回かダンベルで筋トレをしたら、気分がよくなるだろうか？　運動は心の状態に大きく影響すると、多くの人が言っている。

6 運動する仲間をつくろう　一緒にいて楽しい人と生産的な時間を過ごすのに、運動はもってこいだ。相手は配偶者でも、パートナーでも、友人でも、上司でも、母親でも、近所の人でも誰でもいい。相手もファスティングをしているなら、これまでは一緒に食事をすることで深めていた絆を、運動することで深めることもできる。

7 運動するのに最もいい時間を見つけよう

運動をするのに最もいい時間を見つけるために、ファスティングをしているときと、食事をしているときの運動を比べてみよう。私の場合は、ファスティングをしているときのほうがよく運動できるが、なかにはそうでない人もいるかもしれない。

〈メーガン・ラモス〉

かつての私は、どんな運動も嫌いだった。汗をかくのも、努力をするのも、体脂肪を燃やすのも、すべて嫌いだった。健康で元気いっぱいのいまは、どれも気にならない。ジムに行くのも慣れてきた。トレーナーがつくってくれたプログラムに沿って運動をすると、週を追うごとに進歩が見られる。筋肉がついたし、骨密度も高くなった。30歳のときに骨粗鬆症（こつそしょうしょう）と診断された私にとって、これはとくにありがたいことだ。

運動はストレスのいいはけ口にもなった。それまではピザやパスタを食べることでストレスを発散しては、落ち込んだり、体の調子を悪くしたりしていた。いまは、嫌なことがあっても、ジムに行けば気持ちがすっきりするとわかっている。大変な一日の終わりに泣きながらジムに行ったこともあるけれど、ジムを出るころにはすっかり足取りも軽くなり、世界を征服できるような気にもなった。

でも、イヴと同じように、私もそうなるまでには、とても時間がかかった。10年近くのあいだ何千ドルという資金をかけて、減量をするためにジムに通っていたのだけれど、いつも失敗してみじめな思いをしていた。でもいまは、減量のためではなく、ストレスを軽減するためと、体を鍛えるためにジムに通っている。

繰り返して言うが、カロリーを消費しようと思ってジムに行かないことだ。かつての私のように、カロリー・カウンターを見ながらエアロバイクをこぎ、朝食に食べたアイシング・ドーナツの250キロカロリーを消費したら運動を終える、というやり方をしないように。摂取カロリーよりも消費カロリーが多ければ太らない、というわけではないので、運動をしてカロリーを消費しても、体脂肪は減らない。だから、私もやせられなかった。でもそれは、私が悪かったわけではない。正しい情報を知らなかっただけだ。

このことを知らなかったのは、私だけではないと思う。多くの人が、これまでの人生でいちばん運動をしているのに、それでも太ってしまうと言うのを聞いてきた。一日に800キロカロリー燃やす人、1500キロカロリー燃やす人とさまざまだけれど、それでもみんな太っていく。いったいどういうことなのだろう?「摂取カロリーよりも消費カロリーが多ければ太らない」という肥満の論理が間違っているのだ。先にも述べたように、体重の変化はホルモンによってコントロールされていて、体脂肪の蓄積にはインスリンが鍵を握っている。

運動と減量の関係が腑（ふ）に落ちたのは、私がファスティングと低炭水化物療法をして27キロの減量をした少しあとに、パリに行ったときのことだ。パリに滞在していた数日のあいだ、友人と通りを散歩していても、ジムをひとつも見かけなかった。ひとつも。それなのに、地元の人たちは太っていない。それどころか、太っていてはパリで普通に暮らしていけそうもない。なにしろエスカレーターはまったくないし、エレベーターは小さい。そのときの私は身長160センチ、体重54キロだったけれど、エレベーターに乗ったときは閉所恐怖症になりそうだった。地下鉄の椅子も小さかったし、通路も狭かった。私が一緒に旅をしていたのはとても太った女性で、彼女はこう言った。

「メーガン、今度ここに来るときは減量してからにするわ。ここに来るまで自分がどれほど太っているかわからなかった。それにしても、地元の人たちが朝食を食べないのはなぜかしら。一日に2回しか食事をしないし、食事にはチーズ、バター、卵といった脂質の多いものをたっぷりと食べているのよね。パリの人はよく歩くようだけど、運動はそれほどしていないみたい。それなのに、どうしてみんなやせているのかしら!」

運動は減量には役に立たない。肥満はホルモンの働きによるもので、どれほどエアロバイクをこいだかどうかは関係ないのだ。体に悪い食べ物を一日に何度も食べていたら、体は体脂肪を燃やすチャンスがないので、やせられるはずがない。そう、筋肉をつけるために運動をするのはいい。でも、ホルモンを運動させることはできない。

私の患者のほとんどは、運動をしなければやせない、あるいは、運動をすればずっと早くやせられる、と完璧に洗脳されている。それがうまくいかないことは何度も証明されているのに、その考えを手放すのは難しいようだ。たしかに、運動は健康にはとてもいい。筋緊張、気分、柔軟性、スタミナ面もよくなる。でも、体重を減らすことはできない。

私は健康のために、週に4回は朝4時半に起きてダンベルで筋トレをしている。それから、ペットのグレイハウンド2匹を毎日1時間以上かけて散歩させている。そのおかげで骨密度も高まり、いまは健康で強い骨になっている。でも、これまで運動をしても体重は減らなかったし、いまでもそれほど効果はない。

「摂取カロリーよりも消費カロリーが多ければ太らない」という肥満の図式は完璧に破綻している。運動によって肥満はコントロールできるという幻想を与えるだけだ。「いままで運動をしてもやせなかったのに、どうして運動すればやせられると思うのですか」と私はよく患者に尋ねる。すると、彼らはいつも「運動量が足りなかったからやせられなかったのだ」と答える。

自分のコントロール次第で体重を減らせるのはたしかだが、それは有酸素運動をするかしないかには関係ない。何を食べるか、そしてなにより、いつ食べるかにおおいに関係がある。患者にはできるだけ活動的になるようにと伝えてはいるが、減量するために運動をするべきではない。私たちはこれまで運動をしてきたのに、太るだけだった。だから、運動とファスティングの両方を、ぜひやってほしい。

〈ジェイソン・ファン〉

私の患者で最も有名なのは、総合格闘家で元世界チャンピオンのジョルジュ・サンピエールだろう。2017年11月4日、この総合格闘技のレジェンドは、UFCミドル級チャンピオンの座をかけてマイケル・ビスピンと対戦した。ジョルジュは4年ほどタイトル戦からは遠ざかっていたので、分が悪いと見られていた。彼は計量の前に体重を増やす必要があったため、2時間ごとに食事を摂った。これまでずっと、筋肉をつけるために大量の食事を何度も摂らなくてはならないと思っていたので、きつい筋トレをしながら、いつも大量の食事を摂っていた。

だが、結果は惨憺（さんたん）たるものだった。こむら返りを起こしたり、眠れなくなったり、朝食をもどしてしまったり、血便が出るようになってしまったのだ。原因もわからず、ジョルジュは痛みに耐えながらトレーニングを続けていた。周りの予想に反して、ジョルジュは3ラウンドでチャンピオンの座を獲得した。

その後、ジョルジュは腸に潰瘍ができる炎症性の腸疾患、つまり潰瘍性大腸炎であることがわかった。投薬治療をすることになったが、彼は薬以外の方法でも症状を抑えたいと考えた。そこで、私のところへ来たのだ。私は彼に間欠的ファスティングを勧めた。すると、数週間で症状が劇的によくなった。よく眠れるようになり、炎症も治まり、こむら返りを起こすこともなくなった。骨密度や筋肉量が増え、体脂肪率は減った。なにより、ジョルジュのような一流のアスリートにとって大切な活力がみなぎり、筋トレも効果的にできるようになった。

現在、ジョルジュは朝起きてから何も食べないままトレーニングをしているが、そのほうが体も軽いし、中身の濃いトレーニングを集中して行えるという。

じつは、何も食べないまま運動したほうが、何か食べてから運動するよりもいい。ちょっと想像してみてほしい。あなたなら、お腹を空かしたライオンと、アンテロープのみずみずしい肉をたっぷり食べたあとのライオンの、どちらと闘いたいだろうか？　お腹を空かしたライオンを選ぶ人はいないはずだ。獰猛(どうもう)で、獲物を捕らえようと、あっという間に襲いかかってくるだろうから。

ファスティングをしながらトレーニングをすると、インスリン値は下がるが、ノルアドレナリンや成長ホルモンの分泌量は増える。こうした状態のときはエネルギーがみなぎってくるので（ノルアドレナリンや成長ホルモンの働きによる）、よりきつい運動もできるのだ。運動のあとに食事を摂っても、成長ホルモンの値は高いままだ。成長ホルモンは筋肉を修復してくれるので、より早く回復することができる。

運動をする前に何かを食べなくてはならないという、生理学的な理由はない。私は、朝起きたら何も食べないまま運動したほうがいいと、よく勧めている。体には必要な燃料がすべて蓄えられているのだ。人間の体は、朝の4時になると、ホルモンが分泌されてグルコースが血中に放出されるようにできている。朝起きて6時か7時ごろに運動すれば（あるいは午前中のいつでも）、そのグルコースを燃やすことができる。つまり、何も食べる必要はないということだ。

運動をファスティングと組み合わせれば、もっとやせられるし、もっと筋肉もつくし、もっと活力もみなぎってくる。忘れないでほしいのは、運動するだけではやせられないということ。ファスティングをすることが大切だ。

第16章

食べることに罪悪感を覚えない

＜イヴ・メイヤー＞

「ファスティング（断食）」とは、一定の時間、食べないでいることを自分で選択するということ。それと同じように「フィースティング（たっぷり食べること）」も、一定の時間、食べることを自分で選択するという行為であるべきだ。

いままでのように、ハンバーガー、ピザ、ソーダ、フライドポテト、アイスクリームなどを延々と食べるのは、もうよそう。これからお伝えするのは、ファスティングを取り入れた新しい生活において、よく考えながら、健康的なものをお腹いっぱい食べる方法だ。もちろん、ファスティングをしていないときは、フィースティングをして構わない。でも、いままでと同じというわけにはいかない。

食べることも楽しむ

はじめてファスティングのことを聞いたときは、知らないことだらけで怖かった。お腹は空かないだろうか？　飢えてしまうのだろうか？　本当に自分にできるだろうか？　でも、いざ何回か短いファスティングをやってみると、どういうものかわかってきた。少しお腹が空いているくらいならなんともないようになったし、食べなくても空腹を感じないことにも驚かなくなった。ファスティングをしていると気分がとてもよくなるし、頭がすっきりするし、いままでよりも幸せだと感じられる瞬間がある。

それでも、食事をする時間はとても楽しみだし、いまでもたくさん食べることを楽しんでいる。食べ物の香り、口に入れたときの舌触りや味など、何もかもが最高だ。ファスティングを始める前は、食事を抜く人は、たんに食べることがあまり好きではない人で、グルメには到底なれない変人なのだと思っていた。だから、ファスティングなんてしたら、自分もそんな変人になってしまうのではないかと心配していた。

でも、そうではなかった！

ファスティングをしたあとは、たっぷり食べられる。でも、たっぷり食べるといっても、これまでと同じようにはいかない。胃がもう勘弁してくれとばかりに痛くなるまで食べ続ける、というのとは違う。そうではなく、ある一定時間内（理想的には1時間前後）に、健康にいい食べ物を、お腹がいっぱいになるまで、楽しく、よく味わって食べるということだ。

私はなにも、ブロッコリーが大嫌いでも、我慢してボウル1杯分のブロッコリーを平らげろと言っているわけではない。理想的なのは、低炭水化物で、体にいい脂質を含んだあなたの好きな食べ物、そしてできれば有機栽培された食べ物を、そのまま食べることだ。健康的な食べ物をすべて気に入ることはなかったとしても、そのうち、嗜好(しこう)や好みは変わっていく。

その変化こそが大切だ。

でも、食べるときはいつも完璧な食事をしなくてはいけないということではない。健康な人でも、ときには体によくないものを飲み食いしてしまうこともあるだろう。

いま、私は食事の9割は食べると気分がよくなるとわかっているものを食べて、残りの1割は、栄養もなく、気分がよくなることはなさそうなものを食べている。ハンバーガーが大好物の私は、いままでと同じように好きなだけ食べられたらいいのに、と思いはするものの、フライドポテトとダブル・ベーコン・チーズバーガーを食べて、チョコレート・ミルク・シェイクを飲んだら、動きも鈍くなって体重も増えてしまうとわかっている。それに、そういう食事をしてしまったら、次の日にまた食べたくなってしまうのは目に見えている。

だから、かわりに、グリル・オニオンとアボカドとベーコンとチェダーチーズとハラペーニョをトッピングしたグリーンサラダに、ミディアムレアーに焼いたジューシーな和牛のパティをのせたものを食べることにしている。食べ終わったときの気分は最高だし、次の日にまた食べたくてたまらなくなることもない!

何を食べたらいいかを、どうやって決めればいいかって?　いくつか秘訣をお伝えしよう。

まず、食べていて楽しく、お腹がいっぱいになるものを選ぼう。料理があまり得意ではないなら、家族のなかで料理が得意な人につくってもらうといい。時間があったら、素敵な食器などに綺麗に盛りつけよう（素敵な紙皿でもいい）。さまざまな色、舌触り、香り、温度の食べ物を食べるといい。違う味のものを食べ合わせてみて、意外に合う組み合わせを見つけるのも楽しい。たとえば、シャキッとして甘酸っぱい青りんごと、チェダーチーズの組み合わせはどうだろう。誰かと一緒に食事をするのが好きなら、友人、家族、同僚などと一緒に食事を楽しもう。テレビを消して、携帯電話も見ないようにしよう。ゆっくりとよく噛んで、味に集中すること。

目指すのは、質の高い、あなたが好きな食べ物を、美味しそうに盛りつけて、できるだけ食べることに集中することだ。そして、お腹いっぱいになるまで食べること。カロリー計算はしなくていいし、ヘルシーな脂質なら控えなくていいし、他人から食べすぎだと言われても食べるのをやめなくてもいい。自分が満足して、満腹で、心地いいと思えるまで食べよう。

そんなことができたら、夢のようだって？　たしかに、いま私が述べたのは理想的な状態だ。じっさいは、そこまで時間がなかったり、お金がなかったり、素敵なお皿に美しく盛りつける気力もなかったり、愛する家族とにこやかにテーブルを囲めなかったりすることもある。11時間働いたあとに食料を買いに行くときもあるだろうし、子どもが10代という難しい年ごろで、一緒に座って食事をしてくれないときもあるだろう。あるいは、24時間のファスティングをしたあとで、いざ食べようと熱々のベーコンとチェダーチーズを口に押し込んだら、舌をやけどしてしまい、思わずシンクにベーコンを吐き出してしまったなんてこともあるかもしれない（こんなことになるのは私だけではないと思いたい！）

いつでも理想的な状態にあるわけではない。でも、ファスティングをする時間と食事を楽しむ時間の両方をつくるべきだという事実は変わらない。ファスティングは罰でもなんでもないし、食べる時間も食べない時間もどちらも楽しめるはずだ。ファスティングをして食事の回数を減らし、買い物に行く時間を減らし、料理をする時間を減らして、自分のために使う時間をもっと増やす自由が、私たちにはあるはずだ。同時に、好きな食べ物を食べ、新しいレシピに挑戦し、友人とディナーを楽しみ、1杯のワインを味わう喜びも、私たちにはある。

私たちは当然食べるべきだし、食事を楽しむべきだ。食べるものを変えるのが難しいのはたしかだし、私が砂糖を摂らないと決めたときは、本当に苦しかった。でも、自分が自分のために決めた食べ方をしていたら、食べるものの1割を健康のためにはよくないものにしたとしても、減った体重を維持していられる。

友人や家族は、あなたが何かを食べているのを見ると幸せな気分になり、安心もするだろう。ファスティングをしているあなたと暮らすことにも慣れてくれるだろうけれど、それでもときには、あなたもお腹が空いたと文句を言ったり、体に悪い食べ物を食べたくてしかたなくなったりするときもあるだろう（チートスが恋しい人はいる？）。

ファスティングをするときは、自分でそうすることを選んだのだということ、そしてそれはやめようと思えばいつでもやめられるということを、忘れないようにしよう。周りの人に文句を言わないではいられないときもあるだろうけれど、それは周りの人にとっては迷惑なことだというのを忘れてはいけない。

ファスティングが終わったら、あなたの大切な人たちは、あなたに何か食べてほしいと思うだろう。ひもじい思いをしているのではないかと心配になったり、栄養のあるものを食べて健康に留意してほしいと思ったりするものだ。大丈夫だと周りの人に伝えるには、心から楽しんで食事をする姿を見せるのがいちばんだ。

だから、たっぷり食べよう。美味しいものを食べよう。一口一口を味わおう。体によく、見た目もいい、美味しいごちそうを食べて、その一瞬一瞬を楽しもう。会えない時間が愛を育てる、とよく言われるが、それと同じことが食事についてもいえる。食べない時間が食べることの楽しみを高めてくれる！

食べることは生きていくために欠かせない人間の自然な営みだ。食事は楽しいものでなくてはならない。罪悪感を抱かずに食べることを楽しめるようになれば、ファスティングもうまくできるようになる。

罪悪感を抱かずに食べるにはどうすればいいか

1 何を、いつ、どこで、どれくらいの時間をかけて食べるのかをコントロールする。食事の時間として最適なのは1時間だ。

2 食事に集中する。携帯電話は見ないようにして、テレビも消し、本も読まないようにし

よう。

3 自分は食べ物から力を得ている生き物なのだと自覚し、食べることは楽しいことなのだと考える。

4 お腹がいっぱいになって心地よくなるまで食べる。じゅうぶん食べるまで食べるのをやめてはいけないし、あとでお腹が空くからといって食べ続けるのもいけない。またあとで、食べられる時間がある。

5 自分が食べるものとその量を、他人と比べない。人それぞれだ。

6 食べても何も問題ないのだということを思い出す。食事を楽しんでいる自分を罰してはいけない。体がどれほど大きかろうが、栄養は摂らなくてはならない。生きるために必要なことをするのを厭(いと)わしく思うのは、人間として自然なことではない。

甘いものが食べたくなったとき

食事の時間には、つい食べすぎてしまうものや、中毒になってしまうようなものは食べてはいけない。3回の減量手術のあとに入院していた期間を除いて、私はファスティングを始めるまで毎日、必ず甘いものを食べていた。一日に何度も食べることもあった。そう、私は食物依存症で、とくに甘いものには目がない。甘いものが欲しくてたまらないし、いつでも甘いものを食べるのが楽しみだし、甘いものを食べると元気になる。

ファスティングを始める前、私は甘いものを断とうとして、無残にも失敗した。砂糖を大幅に減らすことはできたけれども、何か甘いものが欲しくてたまらなくなり、甘味料のエリスリトールやステビアを使った低炭水化物の甘いお菓子を、自分でつくっていた。最初は変な味だと思ったけれど、そのうちその味にも慣れた。そのときの私はこう思っていた。たとえ〝偽物〟でも甘いものを食べながら減量できるなら、これからもこれでやっていけるわね、と。

でも、ひとつ問題があった。11キロ減ったところから、体重がまったく減らなくなってしまったのだ。私はもっと減量したかったし、もっとダイエットをしないとそれが無理なこともわかっていた。

もうひとつの問題は、ステビアなどの天然甘味料はカロリーが少ないにもかかわらず、インスリン値を上げてしまうということだ。私はインスリン抵抗性を発現していたので、血糖値を上げないためには甘いものを食べてはいけない。一生食べられないことはないだろうけれど、少なくとも減量して健康を取り戻すまでは、避けなくてはならなかった。

2018年の初頭にファスティングを始めたとき、私は甘いものをいっさい食べないことにした。そのときは本当に気が滅入った。砂糖を入れずにクリームだけを入れたコーヒーが嫌いだったので、毎朝イライラしながらコーヒーを飲んでいた。食事のなかでも甘いものが大好物だったので、それが食べられなくなったら食事も楽しくなくなってしまうのではないかと心配だった。まるで、薬物中毒者がデトックスをしているような状態だった。ファスティングをして体重も減り、いままでにないほど体の調子もよかったのに、自分の体に悪いものが、なぜこれほど恋しいのかわからなかった。

じつは、私は何度もズルをしていた。たとえば、11日間のファスティングをしているときには、一日に2杯飲むコーヒーにステビアを4滴垂らしたりしていた。実家でひとりになったときには、キッチンで見つけた最後のひとつのドーナツを口に押し込み、証拠を隠滅しようとドーナツの箱を外のゴミ箱に捨てたりもした。またあるときには、少しの間だけでも舌の上で甘さを感じたいばかりに、睡眠をうながすサプリを舐めたこともある。

とうとう、私もこれ以上誘惑に負けてはいけないと思うようになった。そこで、家にある甘いものをすべて捨て、エリスリトールやステビアの在庫も捨てた。食べ物を粗末にすることに罪悪感を覚えたが、身の周りに置いておくことはできない。私は健康になりたかった。甘いものに振り回されるのはもうごめんだ。そうならないためには、きっぱりやめなくてはいけない、とわかっていた。

そして、きっぱりとやめた。

すると、間もなく、甘いものがそれほど恋しくなくなった。いまでも覚えているのだが、朝食と昼食を抜こうと決めていたある日のこと、午後の3時までお腹が空かなかったことがあった。

3時になってからやっと食事をしようと思い、最初の一口を食べたとき、自分がどうしてお腹が空かなかったのかわかった。甘いものが欲しくならなかったからだ。

いまは、食事の9割は砂糖や甘いものを避けている。甘味を加えないコーヒーも好きになった。絶対に好きになるはずがないと公言していたのに。甘いものを食べるのは特別なときか、どうしても食べずにはいられないときだけにしている。

いまは以前より頭がすっきりしているし、生まれて初めて、健康的な体重を維持できている。ほとんど病気にもならなくなったし、体調もいい。とにかく、生活はとてもうまくいっている。

私にだってできたのだから、あなたも砂糖（あるいは中毒になってしまっているほかの何か）を断つことができるはずだ。甘いものがなくては味気ない毎日になってしまうと思うかもしれないが、中毒症状を起こすほかのものと同じように、それは真実ではない。砂糖を食べていると、それがなくては生きていけないと頭も体も思ってしまうが、そんなことはない。

砂糖や甘いものは、ファスティングをはるかに難しくさせる。なぜなら、甘いものを食べると空腹感が増すからだ。減量もできなくなることが多い。1カ月のあいだ、1週間ごとに砂糖の量を半分にしていって、最終的にはまったく摂らないようにし、自分の思考、体、体重がどう変化するかを見てみるといい。それでもまだ砂糖を摂りたいかどうか、そのとき考えてみることだ。

過食症に注意

体にいい食べ物を摂るように気をつけていれば、たっぷり食べていいとはいっても、食べすぎていいということではない。つい食べすぎてしまったときに〝ドカ食いした〟などと軽い調子で言うことがあるけれど、実際のところ、これは摂食障害のひとつといっていい。アメリカで最も多い摂食障害だし、私自身も36歳までそうだった。

日中は普通に食事をしていたのだが、夜になるとテレビの前に座って、ポテトチップス、アイスクリーム、肉類、キャンディーなどを大量に、むさぼるように食べていた。食べているあいだずっと、頭の中では「私は太っていて醜い」という辛辣な声が聞こえる一方、「これを食べれば気分が上がる」という声も聞こえていた。そんな声をかき消してストレスをなくそうと、がつがつと食べては食べすぎてしまったことに罪悪感を覚える、というのが常だった。

こうして食べすぎてしまっていたことで、私は自分の人生の現実に向き合うこともできなくなっていた。食べていると、嬉しい気持ちや悲しい気持ち、自分を誇りに思う気持ちを感じなくなり、私はとぼとぼと歩く感情のないゾンビのように、実体感のないままなんとか毎日を過ごしていた。フライドチキンやケーキを食べることで、喜びや悲しみを感じなくてすむようにしていた。

みじめだったし、崖っぷちにいるような気分だったけれど、あるとき、まだ幼かった娘のいいお手本にならなくてはいけないと気づいた。こんな食べ方を娘に教えることになってしまったら、私は自分を絶対に許すことはできないだろう。そこで、行動を起こそうと思い立ち、40日間の治療を受けることにした。さまざまなセラピーを受けて、私は過食症を克服した。
自分は過食症かもしれないと思っている人は、リハビリテーションがうまくいくかもしれないし、いかないかもしれない。認知行動療法が効く人も多い。でも、まずは、食べているときに自分がどんな気持ちになっているかを考えてみることをお勧めする。自分に対してこんなことを思っていないだろうか？

「お前には食べる資格がない」
「スリムな人たちを目の前にしながら、食べている自分を恥じるべきだ」
「この部屋にいる人の中でいちばん太っているのはお前だ」
「お前は醜い」

もし、こんなふうに思っているなら、あなたの娘、息子、親友、パートナーが同じように言われたらどう思うか、想像してみよう。そんなことを言われないですむように守ってあげたい、と思うのではないだろうか。過食症で悩んでいる人は、セラピーに通って、自分自身に愛情のこもった言葉をかけられるようになったほうがいい。

過食症の特徴

摂食障害協会は、過食症は深刻で命を脅かす危険もある症状だが、治療可能な摂食障害だとしている。過食症の特徴は以下のとおり。

- 大量の食べ物を食べることを繰り返す（短時間の間に気分が悪くなるまで食べてしまう）。
- 過食をしているときは、自分をコントロールしている感覚が得られない。
- 食べすぎてしまったあと、恥ずかしく感じたり、不安になったり、罪悪感を覚えたりする。
- 過食をなかったことにしようと、不健康な対処法（たとえば下剤など）をよく用いる。

ひとつでも当てはまるものがあれば、セラピストのところへ行くことをお勧めする。

＜メーガン・ラモス＞

ほとんどのダイエットでは、お腹がいっぱいになるまで食べると太る、とされている。この間違った考えが広く浸透してしまっているせいで、感謝祭のあとの月曜日に体重計に乗ってくださいと患者に言うと、泣き出してしまう人が（男性も女性も）大勢いる。「パンもポテトもデザートも食べていません、本当です。ただ、そのほかのものを食べすぎてしまいました」と彼らは言う。でも、いざ体重計が数値を示すと、彼らの涙は一転して笑顔に変わる。私の患者のほとんどは、感謝祭のごちそうを食べたあとにもかかわらず、体重が減っているか、そのままかのどちらかだ！

あんなにたくさん食べたのに、あまり体重が増えていないのはなぜなのだろうと彼らは驚く。

お腹いっぱいになるまで食べても太らない理由

私の患者たちが感謝祭のごちそうを食べても太らないのは、摂取カロリーと消費カロリーの差が、そのまま体重の増加につながるわけではないからだ。体重の増加はホルモンによってコントロールされていて、その主な役割を担っているのはインスリンだ。お腹がいっぱいになるまで精製された炭水化物を食べると、インスリン値が大幅に上がって満腹ホルモンが活性化されなくなり、体脂肪ができる。でも、感謝祭のごちそうは、そもそも炭水化物はそれほど多くない。もちろん、ロールパン、七面鳥のスタッフィング、パンプキン・パイ（これらは炭水化物の多い食べ物だ）などもテーブルに並ぶだろうけれど、それよりも芽キャベツ、七面鳥、スウィートポテトなどのほうを多く食べるだろう。これらはインスリン値を大幅に上げることはない。

たとえ感謝祭に炭水化物をたっぷり摂って、アップル・パイをひとりで全部食べてしまったとしても、それで何か問題はあるだろうか？　ファスティングをしてそのぶんを相殺すれば、問題は何もない。私はいつもそうしている。私はいっさい炭水化物を摂らない超人だと言いたいところだが、そんなことは無理だ。ときどきはピザも食べるし、そういうときは、たいてい食べすぎてしまう。それでも大丈夫なのだ。そのあとに、いつも私はファスティングをしている。

ファスティングをするとインスリン値が下がって体脂肪が燃えるので、ピザを食べたことで上がったホルモン値をファスティングが下げてくれる。以前は食べることに罪悪感を抱いていたが、ファスティングのおかげでそれもなくなった。

お腹いっぱいになるまで食べたり、炭水化物を定期的に食べたりするのは不安だ、という患者も大勢いる。お腹いっぱいになるまで食べたら太ってしまう、と思っていたり、炭水化物の多い食事を一度してしまったら、それを帳消しにするのには何週間も何カ月もかかる、と思っていたりする。私自身も、その考え方を捨て去るのは難しかった。

私は2012年に、ファスティングと低炭水化物ダイエットをして健康を取り戻し、体重を管理することができるようになった。そこで、ふたりの親友と、ヨーロッパへ1カ月の旅に出かけることにした。でも、あることに思い至り、私は泣き出してしまった。せっかくイタリアに行くのに、ピザやパスタを食べられないなんて我慢できるのだろうか。私は旅行先の国々の文化を何から何まで味わいたい。なかでも食事はとても大きな要素だ。それを味わい損ねたくはなかった。

でも、そのとき私はこう思い直した。私は自分の体重も、食べることに対する考え方も、ごちそうを食べたいという気持ちも、じゅうぶんにコントロールできているじゃないか、と。夕食にピザを食べたり、昼食にパスタを食べたりしたいなら、観光をしている日中はファスティングをすればいい。美味しそうなジェラートがあって我慢できなくなったときのために、次の都市へ移動しているあいだはファスティングをしておけばいい。

結局、私はヨーロッパへ旅に出た。そして、その旅行のあいだに、4・5キロもやせたのだ。旅の後半で訪れたローマでは、持っていた短パンがブカブカになってしまったので、新しい短パンを買わなくてはいけなくなったくらいだ。この旅に出たことで、ファスティングが自分の体と健康をコントロールするなによりのツールだとわかった。ごちそうも食べ、ファスティングもする、という方法でうまくいくのだ。

ほとんどの患者は、食べることに怖れを抱いているし、食べないことにも怖れを抱いている。断食などしたら過食症になって太ってしまう、と言われてきたからだ。でも、食べる時間があって、そのあと食べない時間があるのはとても自然なサイクルだし、そのサイクルはどの時点でも楽しめるはずだ。適切なものを食べるように心がけたり、高炭水化物の食事の前後にファスティングを計画したりしておけば、自分でコントロールできているという感覚を持てるようになる。

祝祭日に愛する人たちとの時間を存分に楽しむといい。休暇中にいつものものを食べたら太ってしまうのではないかと、心配する必要はない。愛する人たちとごちそうを楽しみ、次のお祝い事までのあいだにファスティングを取り入れるというのは、とても自然なことだ。

■うまくごちそうを楽しむ方法

1 事前に計画しておく 祝祭日や休暇の前後にファスティングをどう取り入れるか、あらかじめ計画しておこう。あなたのファスティングの筋肉の強さによって、短期間のファスティングにするか長期ファスティングにするかを決めるといい。ただし、いつもより少し長めにしよう。いつも24時間のファスティングをしている人なら、祝祭日や休暇の前後に、週に一度、36時間のファスティングをやってみよう。

2 食べる時間を計る 遅い時間よりも、早い時間に夕食を食べたほうがいい。そうすれば、寝るまでの数時間のあいだに食べたものを燃やすことができる。

3 計画を守り、間食はしない ごちそうを食べるときは、思う存分楽しむといい。でも、その前後に間食をしないこと。食事の時間を守ることが大切だ。そうすれば、一日に食べる回数を制限することができて、体脂肪を蓄積させるホルモンであるインスリンの分泌を抑えることができる。

4 清涼飲料水は飲まない 加糖された飲み物を飲まないこと。とくに、これから炭水化物やデザートを食べる予定がある場合は飲んではいけない。カクテル類にも気をつけよう。マルガリータ、ピニャ・コラーダのほか、トロピカルな飲み物には砂糖が多く含まれている。だから、カクテルが好きな人は、好みのアルコールに炭酸水を混ぜて、ライム果汁などを搾るといい。

5 ワインに注意 ワインを飲むときは、残糖量の低い辛口ワインを選ぼう。糖度の高いマスカットやリースリングと違って、カベルネや辛口のシャンパンは糖分が少ないので、ワインリストを見てどれを注文すればいいのかわからないときは、これらを選ぶといい。

5つの秘訣

ファスティングをすればウエストも細くなり体も健康になるけれど、ファスティングさえしていればいいというわけではない。健康的な食習慣も身につけなくてはいけない。そうすれば、ごちそうも食べられるし、悪い習慣に戻ってしまうこともなくなる。これから述べる5つの秘訣を実践すれば、健康的な生活ができるし、新しい自分を楽しむこともできるようになる。

秘訣その1——食欲を抑える

食事のときに大切なのは、何を食べるかだけではない。食べる順番も体に影響を与えるので大切だ。私は祝祭日に家族が集まって食事をしたときに、身をもってこのことを学んだ。

低炭水化物ダイエットを始めたころのことだ。感謝祭の日、私は大好物の母のローストポテトを2つだけ食べてもいいことにしようと決め、真っ先にそれを食べた。なぜかって？　何日も前からローストポテトを楽しみにしていたし、「せっかくの祝日なんだから、いつも頑張っている自分へのごほうびに食べよう」と思ったからだ。

でも、これがよくなかった。ポテトを食べたことで血糖値が急上昇し、膵臓からインスリンが分泌され、空腹感が増した。結局食べすぎてしまって、ポテトももっと食べたくなり、そのあとの数日は、太ってしまったのではないかと考えて最悪な気分で過ごした。もう二度と母のつくったローストポテトを食べてはいけないということなのだろう、と思ったけれど、じつはそんなことはない。これからも食べて構わないが、これまでとは違った食べ方をしなくてはならないということだ。

いまは、以前とは違う順番で食べるようにしている。まずは、お皿に盛りつけられた食べ物のなかから、たんぱく質や脂質を含んだものや、でんぷん質が含まれていない野菜などから食べる。たとえば、サラダ、七面鳥の胸肉、七面鳥の皮、芽キャベツなどだ。とにかく、ポテトを食べる前にこうしたものを食べる。すると、お気に入りのポテトを食べるころには、すでにお腹がいっぱいで、食欲はそれほどでもなくなっている。食事が終わるころには、ポテトが私の体に与える影響は、以前とはずいぶん違うものになっている。ほかの食べ物で食欲が満たされているので、あの美味しいポテトでも、それほど食べたいとは思わない。

外食をしたり、ごちそうに招かれたりしたときは、たとえば葉物野菜とか、ブロッコリーやカリフラワーなど、地上で育った、でんぷん質を含まない食べ物から食べはじめるといい。そのあと、たんぱく質を摂り、でんぷんや糖を摂るのは最後にしよう。そのころにはすでにお腹がいっぱいで、思ったより食べられないはずだ。もう一段、対策をしたければ、出かける前に家で何か食べておいて食欲を抑えるのもいい。お腹がいっぱいのときなら、ダイエット計画を台無しにしてしまうような、食欲をそそる食べ物を食べずにいることもできることだろう。

秘訣その2——意識して食べる

あなたは立ったまま食事をすることがあるだろうか？　パソコンで仕事をしながら食事をする

ことは？　よく嚙まずに急いで食べてはいないだろうか？　何も意識しないで食べていると、1食まるまる食べても、まだお腹が空いているものだ。私たちはみな忙しい毎日を送っている。誰もが一日にあと6時間欲しいと思っているくらいなので、たいていの人は一日に少なくとも1食は、何かをしながら食べていたりする。すると、1時間以内にまたお腹が空く。

食事をしてもお腹いっぱいになるときとならないときがある、と多くの人が言う。けれども、それがなぜなのかわからないと言う。そこで私は、食べているときに何をしているか、日記をつけてもらうことにしている。すると、どの人の日記にも、たいてい同じようなことが書かれている。

たとえば、ある日はオフィスで昼食や夕食をすませた。子どもをサッカーの練習に急いで連れていきながら食べた。学校に孫を迎えにいきながら食べた、など。状況はさまざまだが、結果はどれも同じ。何かをしながら食べていると、お腹がいっぱいにならない。きちんと時間をとって食事を楽しめば、満足感を得ることができる。

では、時間がないときには何を食べればいいだろうか？　答えは簡単だ。食べなければいい。時間があるときに食べることにして、時間がないときには食べないことにすればいい。食べなければいけないから食べる、ということはしなくていい。ファスティングという選択肢はいつでもある。いつ食べるかを決める自由が、あなたにはある。お腹が空いていなかったり、忙しすぎたりする日に、何度も食べなければいけないというプレッシャーを自分に与えなくてもすむようになる。

食事を楽しめる時間があるときに食べれば、ゆっくりと食べ物を噛むこともできる。ジェニファー・ロペスは20回噛むことにしているそうだ。あなたもそうしてみたらどうだろう。食べはじめてから満腹感を覚えるまでには、タイムラグがある。だから、あまりにも急いで食べてしまうと、体が食べ物を食べたと認識する時間がない。だから、食べても満腹感が得られないのだ!

秘訣その3——お腹が空いているときに買い物に行かない

ファスティングをしているときに食料品の買い出しに行くと、たいてい次の日に後悔することになる。お腹が空いているときにスーパーに行くと、食べないように頑張っていたジャンクフードに、思わず引き寄せられてしまうものだ。

私の場合、忙しくないときは、日曜日の朝にファーマーズマーケットに行くことにしている。そのおかげで、食べ物との関係もずいぶんよくなったし、質のいいものを買えるようにもなった。忙しいときは〝手早く簡単に食べられる〟加工食品を買いがちで、後悔することになると気づいたのだ。

秘訣その4——お皿を小さくする

ウェディング・レジストリ(結婚祝いに欲しいもののリスト)をつくっているとき、私は店員にこう言った。「お店でいちばん小さなお皿を見せてください」。すると店員は、まるで奇妙なものを見るような目つきで私を見て、そんなことを言う人は初めてです、と言った。これまでに応対してきた人はみな、いちばん大きなお皿が欲しいと言ったらしい。お店もその点はよく心得ていて、普通サイズのお皿は1種類しかないのに、帽子ほどの大きさもあるお皿は20数種類もあった。

小さなお皿を使うと、食べる量を減らさなくてはならないという信号を脳に送ることになる。大人は外部からのきっかけで、食べるのをやめるものだからだ。子どもはこれとは反対で、たいてい自分がやめようと思ったときに食べるのをやめる。小さなお皿にのった料理を食べ終わると、おかわりをしたくなる。でも、本当に自分はもっと食べたいのかどうか、よく考える間ができる。つまり、小さなお皿を使うことで、よく考えて食べるようになるのだ。お腹が空いているから食べているのだろうか？　それともお皿を空にしたいから食べているのだろうか？

秘訣その5――食べるのは食事の時間だけにする

たとえ〝健康的な〟食べ物であったとしても、間食をするとすぐに太ってしまう。ひとつかみのアーモンドも、のべつまくなしに食べていれば、すぐに体重がもとに戻ってしまう。アーモンドは体にいい。けれども、食べるのは食事の時間だけにしよう。間食はあなたの友ではないことを忘れてはいけない。

間食をしないための現実的な解決策としては、食べる場所をダイニングテーブルにかぎる、という方法がある。そうすることで、よく考えもせずに食べる習慣を断ち切ることができる。そういう習慣はなくさなくてはならない。それから、お腹が空いたときにだけ食べ、空いていないときは食べないようにするという方法もある。あなたが間食をするのはお腹が空いているからだろうか、それとも退屈だからだろうか？

以前、私は長い時間をかけて通勤していたので、ガソリンスタンドに寄ってはナッツの袋を買うことが多かった。この習慣を断ち切るのはとても難しく、プロに車を掃除してもらうまでやめることができなかった。車じゅうにアーモンドが落ちていて、カップ1杯分もあった。

その数日後のこと、トロントからオンタリオまでドライブ旅行をする前に、私は新しい車を買った。今度は車の中でものを食べないことにして、綺麗にしておこうと思った。そうすれば車に乗っているあいだ、ファスティングをすることになる！　あなたもぜひ時間をとって、車を掃除して綺麗な状態にし、車に乗っているときは何も食べないようにしてみよう。

夜にテレビを観る習慣がある人には、パズル本を買って、それをコーヒーテーブルに置いておくことをお勧めする。そうすれば、次々と流れるジャンクフードのコマーシャルから気をそらして、脳を活性化させることもできるだろう。

なにより、怖がらないことがいちばん大切だ。ファスティングの合間には食事を楽しむこともできるし、食べるものや食べ方に気をつけていれば、ごちそうだって食べることができる。必要に応じてここで述べた秘訣を実践してみたり、ファスティングを実践したりすれば、減った体重を維持することもできるし、きっとこれからも幸せで健康でいられる。

第17章

目標を達成する

さて、いまではあなたも長期ファスティングを実践し、間欠的ファスティングが生活の一部になっていることだろう。目標を達成するスピードは人によって違う。だから、まだ目標を達成できていなくても大丈夫。そのうち達成できるはずだ！

〈イヴ・メイヤー〉

目標達成までのスケジュールをつくる

ファスティングを実践していくうちに、どれほどうまくいっているか確認したくなることだろう。でも、どれくらいうまくいっているのかを判断する指標は、体重だけではない。これまでで

例

開始日 2018年10月	中間目標（日付）	目標達成（日付）！
体脂肪率　36％	体脂肪率　32.5％	体脂肪率　29％

きなかったことができるようになったとか、薬を飲まなくてよくなったとか、これまで健康上の問題でぐっすり眠れなかったのが、ぐっすり眠れるようになったとか、そんなことからもわかる。

ファスティングを始める前に書いた自分の目標を覚えているだろうか。目標を書いたリストを取り出して眺めてみよう。目標を書き出していなかった人は、いますぐに思い出して書いてみよう。

さて、書けただろうか？

これから、そのリストを使ってゴールトラッカーをつくってみよう。1枚の紙でも、オンラインでも、携帯電話にでもいいので、あなたがファスティングを始めた日と、今日の日付と状態を書く。そして中間目標を立てて、そこにも日付を書く。中間目標にする日は自分の誕生日でもいいし、結婚式の日でもいいし、いつだっていい。そこが終了日というわけではない。

結局、ファスティングとはあくまでライフスタイルなのであって、誰かと競争をしているわけではない。ファスティングをこれからのあなたの生活の一部にしてほしい。

私がつくったゴールトラッカーを紹介しよう。私の目標は体脂肪率を29％にすることだ。いまの体脂肪率は36％なので、それを記入する。そのあと目標達成日、つまり目標をいつまでに達成したいかを書き、そこまでの間に何日か中間目標の日を設定する。コンピュータに強い人なら、ゴールトラッカーを見映えよくしたり、スプレッドシートをつくってグラフにしたりしてもいいし、私のような怠け者は、ただ簡単に記すだけでもいい。ともかく、どんなものでも構わないので、目標までのプロセスを視覚化し、やる気が出るようにしよう。

これが目標までの道のりを示す、最もシンプルな方法だ。こうすると、体重だけでなく自分の心身の健康や幸せにも、注意をはらうことができるようになる。

体重計には乗るべきか

体重を量るべきか否か。それが問題だ。何を食べるか、いつファスティングをするのかを決めるときと同じように、体重計に乗ることが自分の役に立つかどうかは、自分で決めなくてはならない。

私の夫は体重計に乗るのが好きで、朝にシャワーを浴びたあと、まず体重計に乗る。体重は日によって増えたり減ったりするけれど、どちらにしても、夫は冷静にその値をアプリに記録している。彼の脳は体重をたんなるデータとして加工しているだけなのか、あるいは、スイッチを切り替えれば変化するような、たんなる情報としてとらえているだけなのだろう。

体重は時によって変化するものと考えていて、どんな体重であっても気分が変わることはないようだ。夫は科学的で合理的な人で、私とは違う。もしあなたが夫のように冷静で、毎日量る体重はたんなる情報にすぎないと考えるタイプで、それを食生活やライフスタイルの見直しに生かそうと思うなら、そうするといい。

一方の私は、体重計に乗ると夫とはまったく違う反応をする。とても傷つきやすい性格で、体重が増えているのを見ると、また太ってしまうのではないかと思い、罪悪感、不安、悲嘆、後悔、羞恥心、悲しみ、怖れなどの感情が一気に押し寄せてくる。一日に増えた体重が130グラムであろうと1・3キロであろうと、こうした感情が湧きおこる。体重計が恐ろしい数値を示すと泣きたくなってしまう――とくに、最近の努力の効果がまったく見られないときには、じっさいに泣いてしまうこともある。見たくない数字を見た日は、ほかにどんなことがあろうとも、最悪な日になる。

逆に、体重計に乗ったときに前日よりも体重が減っていることもある。そういうときは、喜び、嬉しさ、興奮、期待感に満ち、優越感や幸せを感じて有頂天になり、じつにいい気分になる。普段は食べないけれど、せっかくの誕生日だからとカップケーキを食べたあとに体重が減っていると、勝負に勝ったような気持ちになる。そんなときは、心の中でこう思っている。

「見たか、体重計！　まんまとだまされたわね。昨日はアイシングをたっぷりかけたカップケーキをひとつ平らげたのに、それに気づかないなんて。これからは何だって好きなものを食べても大丈夫よね。だってズルをしてケーキを食べても体重が増えていないんだから。とうとう、うまい方法が見つかったわ！」

　別に褒められたことではないし、根拠があってそう思っているわけでもない。どれだけ自分が食べ物に執着していたか、いまならよくわかる。だから私は、精神の健康のために、毎日体重計には乗らないことにしている。

　じっさい、体重がすべてを表しているわけではない。私が初めて長期ファスティングをしたときは、毎日体重が減っていったが、終わりごろになると少しずつ戻っていった。そう、1週間以上何も食べていないのに、体重が増えたのだ。5年前、体重が88キロあったときは、スキニージーンズのチャックを閉めたら息もできないくらいだった。それなのに、今年また88キロになったときは、同じジーンズがブカブカだった。なぜだろう？　前よりも筋肉がつき、体脂肪が減っていたからだ。体重は同じなのに、前よりもっと健康で、もっとバランスのとれた体になり、筋肉も増えているのだ。

　だから、体重計に乗るという方法が誰にとってもいいというわけではないし、体重がすべてを表しているわけでもない。筋肉のほうが脂肪よりも高密度だという点をとってみてもそうだ。ウエイト・トレーニングをしている人は、きっと私のように洋服がきつくなくなっただろうけれど、体重はジムに行っていなかったころより増えているかもしれない。また、体重計はたとえば骨密度、高血圧、心拍数など、ほかの大切な健康の指標を測ることもできない。

　体重計を使おうかどうしようか迷っている人は、自分がどれだけ体重に振り回されているか、体重を見てどんな反応をしているか、考えてみよう。

まず、1週間毎日、同じ時間に体重を量る。そして体重とそのときの自分の気持ちを記録する。体重の増減に大げさに反応しないなら、そのまま体重計を使っていくといい。でも、もしほんの少し体重が増えただけでパニックになってしまうようなら、体重を量るのは1週間に1回や1カ月に1回にしたり、体重計にはいっさい乗らないようにしたりするといい。

自分にいちばん合った頻度で体重を量るようにしよう。つねに体重を量らなければならないような気になってしまう人は、体重計は友人にあげたり、寄贈したりしよう。家族の誰かが体重計が必要だというなら、あなたに見えないように隠してもらおう。

自分の体を計測する

私は毎日体重計に乗るかわりに、体脂肪率を測ったりウエストを測ったりしている。こうした数値は体重ほど変化が激しくないので、毎日あるいは毎週、測るようなものではない。それに、測る人によっても、使う道具によっても大きく違ってくる。たとえば私の場合、自分で測るか、夫に測ってもらうか、トレーナーに測ってもらうかで、ずいぶん違う。だから、毎月1回、同じ人に、同じ道具を使って測ってもらうといい。

私は古い人間なので、メジャーでウエストを測っている。ハイテクな道具を使いたい人や、お金がかかってもいいという人は、DEXA法という体組成を計測する方法も効果的だと思う。自宅の近くでこの検査を専門的にやっているところを、ネットで探すといい。毎月、あるいは四半期ごとに検査をすると割安になる場合もある。私もそうしている。この検査をすれば、あっという間に、痛みもなく、全身を計測することができて、体脂肪率、除脂肪体重、骨密度などがわかる。

ＤＥＸＡ法はとても簡単だ。服を着たまま３Ｄスキャナーで体を計測することができる。数分で結果が出てグラフやデータを見ることができるし、次に計測するときには、前回の記録と比較したグラフを見ることもできる。

こういう検査をすると思いも寄らなかったことがわかる。たとえば、私の骨密度は高い。それはなぜだろう？　おそらく、20年間とても太っていたので、その体重を支えているうちに強くなったのだろう。また、内臓脂肪（内臓の周りについた脂肪）が減っていることもわかった。内臓脂肪は心臓病、メタボリック症候群、２型糖尿病などの健康問題を引き起こす傾向があるので、これはいいニュースだ。

でも、ＤＥＸＡ法は見たくない真実まで見ることになってしまうので要注意！　初めて検査をしたとき、できるだけ薄着になるようにと指示されたあと、私は部屋にひとり残された。そのあと、２箇所のハンドルを握りながら円形のプラットフォームの上に立ち、いくつかのボタンを押すようにと指示された。私はできるだけ正確に計測してもらいたかったので、素っ裸になった。髪の毛を上げるようにと技術者から言われたので、相撲取りのように頭の上で髪の毛を結んだ。そして肩幅に足を広げ、素っ裸のまま機械にさらされた私がハンドルを握り、ボタンを押すと、円形のプラットフォームが私を乗せたままゆっくりと回転した。丸焼きにされる鶏の気持ちがよくわかった！

服を着て検査室を出ると、結果はEメールで今日のうちに届くと言われた。家に戻ってからEメールを開く。すると、結果が届いていた！　わくわくしながら検査データ、測定値、そのほかの情報を見ようとEメールを開いてみたのだが、画像を見てショックを受けた。何だったのかって？　丸焼きにされた鶏さながらの素っ裸の私が、大きなモニター画面上をクルクルと回っていたのだ。もちろん、コンピュータで処理された画像だが、誰が見ても私だとすぐにわかる。その画像はとてもショックで、私は落ち込んだ。自分の体の欠点を直視する準備はできていなかった。自分では自分の欠点についてよく知っていると思っていたのに、そうではなかった！

ショックが少し和らいだあと、私は回転する自分の体の画像をじっくりと眺めた。なるほど、たしかにこうした検査をすれば、正確な数値を計測することができる。でも、Eメールに自分の裸の画像が送られてくるならくると、事前に知らせてほしかった！

うまくいっているかどうか、検証してみる

自分に合ったやり方で、経過を検証してみよう。いくつかの方法を挙げてみる。

- 毎月同じ日に、同じ服を着て、同じ場所で、誰かに全身の写真を撮ってもらう。その日の日付と体重を書いた写真を、冷蔵庫に貼っていく。

- きつくなったジーンズを、週に1回、試しにはいてみる。
- 毎週、ウエストにひもを巻き、自分のサイズに切る。左から順にそのひもを並べてつるし、次第に短くなっていくのを見る。体重が変わらなくても短くなっている日があるはずだ!
- 血糖値を計測して、アプリなどを使って記録していく。1週間ごとに経過を見てみる。
- 血圧測定器(ネットで買える)で一日に2回血圧を測って記録していく。それを毎週グラフにして経過を確かめる。
- 家の周りを歩いて時間を計る。1カ月に1回計って、先月の結果と比較する。
- プランクを1日に1回やり、どれくらい長くできるか記録する。
- 1カ月に1回、自分で自分の写真を同じアングルから撮り、先月のものと比較する。
- いま使っているベルトの穴を覚えておいて、それが変わるかどうか見てみる。
- 階段を登ったときに息が切れるかどうか、確かめる。
- 主治医のところで血液検査をしてもらい、コレステロール、脂質、中性脂肪などの値を調べる。年に一度の健康診断のときに、保険でこうした検査を受けられる。

うまくいっているかどうか経過を検証してみないと、成功にはたどりつけない。何を目指しているのか、いまはどこまでできているのかを知らなければ、成功することはできない。一度うまくいったものの、その後なかなか効果が出ないと、永遠にうまくいかないような気がすることもある。そうかと思えば、どんどん効果が出ることもある。経過を記録して、うまくいっているときは、おおいにその成功に浸ろう。大切な人、あなたを支えてくれる人にも、その結果を知らせよう。私たちはとかく自分に厳しくなりがちだが、自分を励まして認めてあげよう。

目標が達成できたとき

ようやく目標達成だ！　おめでとう。すばらしい！

さて、ここがひとつの分かれ道だ。もともと立てた目標を達成できたのだから、ここでもうじゅうぶん、とすることもできる。当初の目標どおり、いまの状態を維持していけばいい。あるいは、目標をもう少し高くして、さらに攻めるか——もう少し減量して、もっと健康になり、もっといい人生を手に入れるか。どんな選択をするにせよ、すべてはあなた次第だし、いつやめても構わない。それに、いつだって考え直すこともできる。

いまの自分に満足するのでも、まったく構わない。自分の体に満足し、健康であるなら、それ以上頑張る必要はないだろう。自分をよく眺め、よく頑張ったと自分自身を褒め、その結果を喜び、いまの状態を維持していく方法を学ぼう。まずは自分を信じること。そして、いまの状態を保てているかどうかをチェックするいい方法を見つけよう。

体重だけを目標にする必要はないことを忘れずに。目標は変えていってもいいのだ。たとえば、昔のジーンズをはけるようになるとか、体脂肪率をある数値にするとか、息を切らさずにハイキングできるようになるとか、努力する価値があると自分が思えるものでいい。

ひとつ言っておきたいのは、いったん目標を達成できても、それを維持するのは、目標を達成するよりもずっと難しいと感じる人が多いということだ。怖がらせようと思って言っているわけではない。ただ、正直に伝えているだけだ。目標を達成できて満足したからといって、地元の店でスーパーサイズのチーズバーガーやフライドポテトや炭酸飲料水を頼んでいいということではないし、もう二度とファスティングをしなくていいということでもない。目標を維持できていたとしても、努力は続けなくてはならない。もちろん、うまくいかないときや、失敗してしまうときもあるだろう。それはそれで構わない。第21章では、もう一度うまく軌道に乗せる方法を紹介するつもりだ。

さらに高い目標を設定する

目標を達成して、それを望みどおり一定期間維持できたら、もう少し頑張ってみようと思うかもしれない。そのときは、新しい目標を設定しよう。たとえば、いま私は、目標としていた体脂肪率（36％）を維持できているけれども、次は体脂肪率29％を目指そうと思っている。新しい目標を立てるときも、最初の目標を立てたときと同じようにすればいい。どうすればいいか忘れているようなら、第7章をもう一度読んでみよう！

目標を達成できればじゅうぶんで、それ以上頑張らなくてもいいと考えるのは、いままでの私にはなかったことだ。私はなんでもやりすぎるタイプで、倒れるまで頑張らないと気がすまないところがある。でも、いまは、自分が成し遂げたことを誇りに思い、新しく手に入れた体を楽しみ、新しい洋服を着たり、初めてハイキングに出かけたり、ずっと手に入れたかったものを手に入れることができたと考えたりするのも大切なことだと学んだ。あなたもそうであってほしい！

目標は変わっていい

ふとしたときに、目標を変えようと思うこともあるものだ。最近、体重を88キロにするという目標を達成したとき、私はとても嬉しかった。何十年も体重が減ったり増えたりするのを繰り返したあげく、初めてその体重を1週間保つことができた。そこで、さらにファスティングとケトジェニック・ダイエットを組み合わせてみたら、もっと体重が減った。体重は84キロまで減り、それからの7カ月間、82〜85キロを保っている。

これは私にとっては輝かしい成果だし、いまはそれでじゅうぶんだと思っている。自分が誇らしいし、80キロ台を維持できているいまは、普通のお店で洋服を買うことにも慣れつつある。大きいサイズのお店で洋服を買ったり、幅広の靴を注文したりしないですむ生活ができるとは思ってもみなかった！ それに、体調もとてもいい。今年、具合が悪くなったのは1度だけだし、これまで年に5、6度は体調を崩していたことを思えば、驚くほどの進歩だ。

前進あるのみ

2度、3度、4度と目標を変えていったとしても、最初の目標を達成したことの価値が下がるわけではない。いってみれば、最初は月に行くことを目標にしていたのを、火星まで行ってみようと思うようになるということだ。それで何かいけないことがあるだろうか? 自分が何を求めているかを決めるのは自分だし、旅を続けるのかやめるのかを決めるのも自分だ。

ひとつだけアドバイスするとすれば、同時に目指す目標は多くても2つまでにしたほうがいいということだ。そうすれば、より集中して目標を目指せるし、うまくやり遂げるところをイメージすることもできる。人間というのは、いくつものことを同時に目指すのはあまり得意ではない。それに、ひとつ目標を達成すれば、すぐに次の目標ができるもの。だから、目標がなくなってしまうなどと心配しなくてもいい。そのときどきで最高の自分でいられるように、努力していこう。

第4部

ファスティングをうまく続ける秘訣

Problem Solve Your Fast

第18章

体の変化への対応

〈メーガン・ラモス〉

ファスティングをしていると、当然ながら体に変化が表れる。空腹をやり過ごす方法を学ばなくてはならなくなるが、それだけでなく、のどがよく渇くようになったり、頭痛がしたり、よく眠れないようになったりと、思いも寄らないことも起こりうる。こうした症状はすべての人に起こるわけではないが、人によっては起こることがある。でも、心配にはおよばない。ただ、貧血、腎機能障害、肝機能障害、不整脈（どれも滅多に起こらない）など、もっと深刻な症状が表れた場合は、医師に診てもらわなくてはいけない。

この章では、ファスティングを始めたときによく起こる体の反応をまとめておく。忘れないでほしいのは、人間はひとりひとり違うので、ファスティングに対する反応は人それぞれだということだ。繰り返して言うが、深刻な症状のある人は、主治医に相談すること。

口臭と味覚の変化

ファスティングを始めると、口の中が金属の味がするという人がときどきいる。ほかにも、息がマニキュアのような臭いがするとか、フルーツ臭がするといった報告もある。これは、体がケトーシスの状態になっていることを示している。ケトン体——β-ヒドロキシ酪酸、アセト酢酸、アセトン——は尿や呼気とともに排出され、臭うことがある（たとえば、アセトンはマニキュアに含まれている成分だ）。こうした臭いや味は、そのうちに感じなくなっていくが、最初の数週間は、いつもより頻繁に歯を磨いたほうがいいかもしれない。

膨満感

膨満感があるのは、塩分の摂りすぎによって体が水分を貯留しているからかもしれない。塩分の摂取量を控えたり、ボーンブロスや塩分が入った飲み物ではなく、水を飲むようにしよう。

寒気

ファスティングをしているときに寒気を感じるのは、体がケトーシスの状態に入ろうとしているサインだ。グルコースを燃やす段階から脂肪を燃やす段階への移行が少しうまくいっていないために、体を温めることができないのだ。心配することはない。体が脂肪を燃焼させるようになれば体温は上がり、糖を燃やす段階から脂肪を燃やす段階へと切り替わる。

便秘

ファスティングをするとインスリン値が下がる。すると、体内の水分を放出せよという信号が腎臓に送られる。それによって脱水状態になったり、便秘になったりすることがある。ファスティングをしていない日に、葉物野菜や食物繊維を多く摂るようにしよう。ファスティング中は、必要ならばエプソムソルト（硫酸マグネシウム）を入れたお風呂につかったり、クエン酸マグネシウムを飲んだりするといい（1日400mgから始めよう）。塩分と水分を摂ろう。

長期ファスティングをすると便秘になるのではないかと思う人が多い。たしかに、その期間は腸に何もない状態だ。長期ファスティングをしているときに排便がなくても、腹痛がないようなら大丈夫だ。

気持ちの落ち込み

第1章でも述べたように、ファスティングをすると、不安をあまり感じなくなり、気分もよくなるという報告が多い。気持ちが落ち込むことはあまり一般的ではないので、もしそういうことがあれば、セラピストにアドバイスをもらったほうがいい。

下痢

ファスティングをしているときに下痢をした場合は、小さじ1、2杯ほどのチアシードかサイリウムハスクを水に混ぜて10分待ったあと、それを飲んでみるといい。チアとサイリウムはどちらも消化管で余分な水分を吸収してくれるので、軟便とともに排出される水分を少なくしてくれる。

めまい

軽い脱水状態のときに、めまいを感じることが多い。一日じゅう水分を摂るのを忘れないように。ピクルスジュースやボーンブロスなどを飲んで、塩分をもっと摂ったほうがいい。イヴの父親もそうだが、ファスティングをすることで高血圧が落ち着く人もいる。高血圧の薬を飲んでいる人は、ファスティングを始めたあとにめまいを感じることがあれば、必ず主治医に相談すること。薬の服用量を少なくする必要があるかもしれない。

唇が渇く

意外に感じるかもしれないが、唇が渇くのは水分を摂りすぎていることと、塩分が不足していることのサインだ。ピクルスジュースやボーンブロスなどを飲んで、塩分を摂取しよう。

疲労感

ファスティングを始めると、糖を燃やす段階から脂肪を燃やす段階に移行するのにともなって、最初は疲労感を覚えることがある。これは3カ月か4カ月ほどでなくなり、もっと活力が湧いてくるようになる。

頭痛

ファスティングをしているときに頭痛を感じることはよくある。理由はよくわかっていないが、塩分の不足が原因ではないかと考えられている。頭痛を起こさないため、あるいは頭痛を抑えるために、ボーンブロスやピクルスジュースなどを飲んで、もっと塩分を摂ること。イブプロフェンやそのほかの鎮痛剤は使わないようにしよう。

胸やけ

胃酸を吸収してくれるものがお腹の中に何もないと、胃酸が上がってきて、胸が締めつけられるような感じがしたり、胸やけがしたりすることがある。市販の制酸薬を飲むといい。それでも症状が改善しないようなら、医師に薬を処方してもらおう。

激しい感情の起伏

あまり一般的ではないが、不安定な感情や激しい感情の起伏や爆発が、ファスティングを始めたときに起こることがある。これまでとはまったく違う新しいライフスタイルなので、動揺するのはよくあることだ。なんとか踏んばろう！　あなたのことをよく理解して愛してくれている人にそばにいてもらおう。必要ならば、プロのセラピストに相談しにいこう。

吐き気

ファスティングをしているときに吐き気を感じるのは、普通ではない。脱水症状を起こしている可能性がある。水を飲んで、もし軽い吐き気以上の症状があったり、吐き気が強くなったりするようなことがあれば、ファスティングは中止すること。

不眠

間欠的ファスティングを始めてから最初の2週間は、ほとんどの人が睡眠の問題を訴える。これは、ファスティングをすることによってアドレナリンの分泌量が増え、体がそれに順応しているからだ。

ベッドに入る前に、心が落ち着いてリラックスできるようなことをして、緊張をほぐそう。明かりをほの暗くしたり、温かいハーブティーを飲んだり、眠くなるまでベッドの中で本を読んだりしよう。テレビ、携帯電話、ラップトップ、タブレットなどの画面を、寝る前に見るのはやめよう。ブルーライトが眠りを妨げる。不眠が続くようであれば、メラトニンのサプリメントを飲んでみるといい。

のどの渇き

ファスティングをしているときに、のどがいつもより渇くのは普通のことだ。体は胃の中にあるものを燃やしたあと、グリコーゲンを燃やすようになるからだ。グリコーゲンは水分子と結合している。

体重が減ったのは体脂肪が減ったからではなく水分が減ったからだ、という話を聞いたことがあるだろうか？　それも同じことだ。ファスティングをしているときにのどが渇いたと思ったら、もっと水を飲もう。少なくとも自分の体重（単位はポンド。1ポンド＝約454グラム）を半分にした数字にオンスの単位をつけた量の水を毎日飲もう（1オンス＝約28グラム）。

胃の不調

吐き気の場合とは違って、空腹時の胃痛からくることが多い。ミネラルウォーターを飲むと軽減させることができる。

第19章

精神面で気をつけること

＜イヴ・メイヤー＞

ファスティングを始めたとき、これからはいつも空腹と闘うことになるのだろうと思っていた。でも、違った。私の場合、いちばん大変なのは精神面だった。

ファスティングをする前、私の生活は食べることを中心に回っていた。何を食べるか計画し、どれくらいお腹が空きそうか考え、買い物に行き、料理をして、食べ、レストランを検索し、予約をして、食べ、料理の写真を撮り、それをSNSに投稿し、食べ、料理に関係するハッシュタグのついた投稿を見て、友人と食べ物についての話をし、お皿を洗い、料理のレポートを書き、また食べる……。

ファスティングを始めたとき、私は食べ物以外のことを生活の中心にしなければならないと気づいた。でも、そうするには自分の脳を再教育しなければならなかった。

退屈との闘い

間欠的ファスティングを始めると、突然、暇な時間がたくさんできた。することが何もなく、私はあっという間に退屈した。いつものように間食をしたり食事をしたりしたいという気持ちをうまくはぐらかすためには、新しい趣味や興味を見つけなくてはならない。

そこで、誰かの相談にのったり、娘と一緒にショッピングに行ったり、読書の時間を増やしたりしてみた。慣れるのに数週間かかったけれども、これまで何かを食べながらテレビを観ているのがいちばん好きだったなんて、いまでは信じられない！

ある習慣を続けている期間が長いと、何か新しいことを始めるのは難しいものだ。だから、なかなかうまくいかなくても、それを気に病まないこと。不安でつい間食をしてしまうということにもなりかねない。

食べること以外で、友人や家族と一緒に楽しめることは何か考えてみよう。何も思い浮かばないなら、友人や家族に聞いてみてもいいし、もっといいのは、あなたの愛する人があなたと一緒にやってみたいということを、してみることだ（食べること以外で！）。

子どもから「いつも台所で忙しそうだったけど、本当は一緒に遊んでほしかった」と言われて驚く人も多い。家族と一緒に散歩に出かけたり、コンサートに出かけたりしよう。長いあいだ忘れていた生の音楽を聞く楽しさや、戸外で過ごす楽しさを思い出すかもしれない。

私はファスティングを始める前、食べること以外で楽しめるもののリストをつくり、それがとても役に立った。犬とフリスビーで遊ぶこと、近所を散歩すること、読書をすること、古くからの友人と連絡をとること、家を整えることが好きだったことなどを思い出して、自分でも驚いた。最初のころは、アイスクリームを思う存分食べられたらどんなにいいだろうと思うたび、このリストを見返した。先にも述べたように、かつて興味を持っていたことをもう一度やってみようと思うまでには、ずいぶん時間がかかったけれど、いまではすっかりはまっている。

食べること以外でやること

ファスティングをしていて退屈したときは、精力的に何かをしたり、難しいことをしたり、つらいことをしたりしなくてはいけないというわけではない。たとえば、次のようなことをしてみれば、あっという間に時間が過ぎていくだろう。

1 水を飲む。
2 音楽を聞く。
3 母親に電話する。
4 次の旅行のための調べものをする。
5 散歩に行く。

6 台所を綺麗にする。
7 犬の散歩をする。
8 読書をする。
9 履歴書をアップデートする。
10 友人に電話する。
11 図書館に行く。
12 編み物をする。
13 日記をつける。
14 いままで観たことのないテレビ番組を観る。
15 ジャンピングジャックを10回やる。
16 紅茶を入れる。
17 洗濯物を畳んでしまう。
18 ヨガのクラスに行く。
19 ショッピングに行く。
20 Eメールを整理する。
21 近隣の人を訪ねる。
22 クリーニング屋に行く。
23 お祈りをしたり瞑想したりする。

24 クローゼットの整理をする。
25 日光浴をする。
26 子どもと遊びに行く。
27 写真の整理をする。
28 スクラップブックをつくる。
29 ボードゲームで遊ぶ。
30 オーディオブックを聞く。
31 庭仕事をする。
32 工作をする。
33 美術館へ行く。
34 お礼状を書く。
35 雑誌や新聞を読む。
36 がらくたの入った引き出しを整理する。
37 家族を撮影したビデオを観る。
38 浴室を掃除する。
39 花を摘んで花びんに生ける。
40 家の周りを掃除する。

ファスティング中にしてはいけないこと

一見、食べ物には関係ないと思っていても、じつは食べ物に重点を置いた活動というものもある。ファスティングをしているときにそういう活動をすると、知らず知らずのうちに食べることに対する考え方ももとに戻ってしまって、クッキー・ジャーに手を突っ込むことになる。

だから、ここで警告しておく！　ファスティングを始めてから終えるまで、次のような活動は控えること。

SNSを見ること

SNSにはどんなものが投稿されているだろうか。美味しそうな食べ物の写真だ！　ファスティングを始めたばかりのころは、あなたも私と同じように2秒ごとに食べ物のことを考えてしまって、冷蔵庫の中をあさらないではいられなかったことだろう。そうやって誘惑にかられるよりも性質の悪いのは、自己嫌悪に陥ることだ。私は食べ物の写真を見るとイライラするようになり、それを投稿している人のことをなじるようになった。

「どうしてこの人は砂糖やフライドポテトをこんなに食べているのにスリムなの？　どうして私だけが食べ物を我慢しなくてはいけないの？」

もちろん、こんなことは言ってもしかたのないこと。自分を強くもち、自分は自分と思っていないと、こうした考えに蝕（むしば）まれてしまう。忘れないでほしい。いまあなたは、自分で自分をコントロールできている。健康になると決めたのはあなた自身だし、ファスティングをしようと決めたのもあなただ。続けるもやめるも、あなた次第だ。

食料品の買い出し

ファスティングをする前は、レタスとトマトを買おうと思ってスーパーに行ったのに、ココア味のシリアルやポップターツを買って帰ってくることがよくあった。お腹が空いているときに買い物に行き、間食をするときはおやつの袋に直接手を突っ込んで食べているようなありさまだった。

スーパーに行くときに買いものリストをつくっていくことはほとんどなく、家族のためにじゅうぶんな食事をつくれるようにと、目についた食材を何でも適当に買っていた。そうしていると毎週スーパーに行かなくてはならなくなり、無駄な時間とお金を使うことになった。計画性がなかったので、傷んでしまった食べ物を捨てることもよくあったし、食材を無駄にしてしまったことに罪悪感を覚えたりもした。

ファスティングをしたおかげで買い物もうまくできるようになったし、料理もうまくなった。食べる回数を減らすならば、一回一回の食事を美味しくて楽しめるものにしたいからだ。

でも、ファスティングの最中は、私は食材を買いに行くことができない。たとえお腹が空いていなくても、スーパーの試食コーナーに行けばどうしても食べたくなってしまうからだ。ショッピングカートを押してスーパーの通路を歩いていると、あちらからもこちらからも誘惑されているような気になる。そうなるとイライラして、ひもじくなって、予定より早くファスティングを終わらせてしまうことになる。必要以上に食べてしまうこともある。

だから、家族の食事をつくらなければならない人は、ファスティングの前後に、よく計画を立てて食材の買い出しに行くことを強くお勧めする。家族におつかいに行ってもらったり、可能であればデリバリーサービスを利用したりするのもいいだろう。

料理

ファスティングをしているとき、私は料理をしない。食べ物を見たり、触ったり、匂いをかいだりすると、我慢できなくなってしまうからだ。そうなってしまうのは、意志の力が弱いからではない。五感が食べ物によって刺激されると、食べたくなるのは当然のことだ。

ありがたいことに、私の夫と11歳になる娘は自分で料理してくれるので助かる。でも、誰もがそういう環境ではないだろう。だから、もしファスティングの最中に料理をしなくてはならないなら、次のようなことを試してみてはどうだろう。

- ファスティングをする前に家族の食事を用意しておく。そうすれば、温めるだけでいい。
- 料理ができる家族にお願いする。
- 惣菜を買ってきたり、家族には外食をしてもらったりする。
- 家族の好物で、あなたは好きではない食材を使って料理する。

・換気扇を回したり、窓を開けたりして、食べ物の匂いがしないようにする。

皿洗い

驚くかもしれないが、ファスティングをしているとき、私は他の人が食べたお皿を洗うのが苦痛だ。何年も前のことだけれど、お皿を洗っているときに、たまたま食べ残しのプリンが指についてしまい、それを舐めてしまったこともあるし、お皿に残っていたチキンを、あと6時間で48時間のファスティングが終わるというときに、口に入れてしまったこともある。間食をしたり、少しずつつねに何かを食べたりすることが習慣になっていた時期が長かったので、この悪い習慣をやめるのにはとても時間がかかった。

いまは、ずいぶんファスティングにも慣れたので、自分が食べられないときでも、何とも思わずにお皿を洗えると思う。でも、それを夫に言うつもりはない。私は皿洗いが大嫌いだし、優しい夫がいつもお皿を洗ってくれるからだ。

ショッピングモールに行くこと

ファスティングを始めたばかりのころは、近くのショッピングモールに行くのはいいアイディアだと思っていた。暇な時間がたくさんできたのだから、ちょっとした買い物セラピーでもすればいいと思ったのだ。

でも、じっさいにモールに行ってみると、お店から漂ってくるプレッツェルの香りが私の頬をなでていったりした。シナモンロールやピザを食べながら歩いている人を見るとイライラしたし、ちょっとくらいなら自分も食べてもいいかもしれない、と思ったりもした。

いまは、ファスティングをしているときでもモールに行くのは苦痛ではないし、周りの人を微笑ましく見ることもできる――たとえ彼らが大きなプレッツェルを食べていたとしても。でも、最初はそうはいかなかった。だから、私と同じ失敗をしないでほしい。

映画を観に行くこと

私は映画を観に行くのが好きだ。昔の私にとって映画館は、暗闇の中で人目を気にすることなく思う存分ポップコーンやキャンディーを頬張れる、すてきで安全な場所だった。食べ方を変えてから、私はポップコーンとコーラではなく、ピクルスと水を飲むようになり、それでじゅうぶん満足できるようになった。

でも、いまでも映画を観ているときにファスティングをするのは、あまり楽しいこととはいえない。ファスティングにも慣れたし、映画館には映画を楽しむために行くのだとわかってはいても、映画館で何かを食べたくなってしまうのは治らない。あなたもきっとそうだろう。

そういう状況にならないように、映画館に行くときは、食事をしてもいい時間に行くことをお勧めする。間食をせずに、家でたくさん映画を観るのもいいだろう。

パーティーに行くこと

私は社交的な行事の前後に、ファスティングをすることにしている。ファスティングをする時間もあれば食事をする時間もあるわけで、私にとってパーティーは食事をする時間だ。

小学校高学年の子どもを持つ中年の既婚女性が行く社交の場というのは、食べ物に力を入れるような豪華な場ではないので、参加するのも気が楽だ。よくパーティーに行くことがあって、その前後にファスティングをするのが難しい人の場合は、周りの人と話をするときに水や炭酸水のグラスを持っているといいだろう。何も食べないのかと訊かれることも少なくなるし、グラスを持っていれば手持ち無沙汰にもならない。それに、飲み物を飲みながら周りの人と話をしていれば、ウェイターから食べ物を勧められることもあまりない。

自分が何を食べているか周りの人はいつも見ている、と思うかもしれないが、じっさいは、何も食べていないことに気づかれないようにと、あなたが飲み物を何杯か飲みながら、ずっと周りの人との会話に興じていることなど、誰も気づきはしない。何か食べ物を勧められたら、お礼を述べたうえで、いまはお腹が空いていないのだと言えばいい。

旅行に出かけること

旅行中に間欠的ファスティングをするのは楽だ。でも、長期ファスティングをするのは難しい。私は食べることを通して、文化や国の違いを体験したい。だから、旅行中に長期ファスティングをするのは、せっかくの学びの機会を台無しにしているように感じてしまう。でも、間欠的ファスティングなら、旅行中でも一日に1回か2回食事を楽しめるので、うまくいく。

ファスティングをしているときにしていいことと、いけないことは、人によって違ってくる。何でもそうだが、ファスティングも何度もやっているうちに簡単にできるようになる。始めたばかりのころは、とてもそんなことは信じられなかったが、じっさいにやってみるとその通りだった。初めは私もファスティングをしているあいだは、パーティーにも、モールにも、食材が置いてあるお店にも行けなかった。でもいまは、どうということもなく行ける。

忘れないでほしいのは、いつファスティングを始めていつ終わらせるのかを決めるのは、あなた自身だということ。自分でコントロールしなくてはいけない。ファスティングをしている期間に、自分の心と体にとって何がいちばんいいのかを決めるのは、あなただ。私のように何でもすべて自分で決めなくては気がすまないタイプの人なら、自分の意志でファスティングをするのだと思いさえすれば、きっとファスティングも楽しくなるはずだ。

最後にもうひとつ。特別な環境でなければファスティングなんてできないと思っても、そんな自分を責めてはいけない。私はそれで自分のことを弱い人間だと思ってしまった。しかし、私は弱かったわけではない。ただ、経験不足なだけ。経験なんてそのうち培われていく。

いまは、自分を強い人間だと思っている。私は環境を整えながらゆっくりとファスティングのスキルを身につけていった。自分は負け犬だと思っていたけれど、そうではなかった！　あなたにもぜひ成功をつかんでもらいたい。少しずつ自分が変わっていき、夢見ていたような心と体を手に入れることができるはずだ。

〈ジェイソン・ファン〉

私は子どものころから、ファスティングをするのは体よりも精神的にきついものだと知っていた。空腹はすぐに感じなくなるものだということも、ずいぶん前に実体験から知っていた。

12歳のとき、貧血症のため、胃と大腸の内視鏡検査をすることになった。結局、消化性潰瘍であることがわかったのだが、その診断が下るまで、症状は予期しないときに起こったし、その原因もわからなかった。

胃の内視鏡検査では、小さなカメラを口から胃まで挿入して、出血箇所がないかどうか検査してもらった。大腸の内視鏡検査では、チューブをお尻から挿入して腸を検査してもらった。検査前の24時間は絶食しなくてはならなかった。

両親は私の不調の原因を案じると同時に、お腹が空きすぎて私が弱ってしまうのではないかと心配だったようだ。育ち盛りの子どもはたくさん食べなければいけない、と思っていたからだ。でも、検査のことよりも私が鮮明に覚えているのは、食べなくてもまったくいつもと変わらない気分だったということだ。疲れもしなかったし、気が狂うこともなかったし、お腹が空いて気絶してしまうこともなかった。少し違和感がある程度だった。私はそのことにとても驚いたが、患者にファスティングを勧めはじめるまで、何年もそのことを忘れていた。

なぜ、もっと早くファスティングのことを考えなかったのだろうか。一日じゅう食べ続けるのがいいことだと推奨されるような世の中だからだ。あなたがファスティングをしているとき、よかれと思っていろいろと口を出してくる人に出会うかもしれない。そういう人は、ファスティングとはごく自然な営みであり、健康にいいものだということを理解していないのだ。彼らの考えをひっくり返してやろう。

ファスティングは特別なことではない

何百万という人が定期的にファスティング（断食）をする国もある。ラマダン月になると、イスラム教徒の多くがファスティングをする。四旬節にファスティングをするカトリック教徒も大勢いる。ヨム・キプル（贖罪の日）には、多くのユダヤ人もファスティングをする。仏教徒にも、モルモン教徒にも、ヒンズー教徒にも、ファスティングをする習慣がある。

私が言いたいのは、宗教によってそれぞれの伝統があるということではなく、こうした社会では、多くの大人がある時期にファスティングをすることは、少しもおかしなことではない、ということだ。彼らは事もなげにファスティングをする。別に眉をしかめるようなことでもないし、母親も子どもが倒れてしまうのではないだろうか、成長できなくなるのではないだろうか、空腹で死んでしまうのではないだろうか、と考えることはない。

それなのにいまの社会では、たった1回の食事を抜くことをアドバイスしただけで、そんなことは絶対に無理だと考える人がほとんどだ。ほんの1回でも食事を抜くのは無理だし、変だし、文明社会のルールに反することだ、と彼らは言う。

ファスティングを始めた人のなかにも、自分はこれまで誰もやったことのない変なことをしているのではないかと思っている人がいるかもしれないが、心配することはない。ファスティングをしているのはあなただけではないのだし、悪いことをしているわけでもない！　あなたの選択は極めて普通のことだし、これまで何十億という人が、あなたと同じことを実践してきている。

第20章 社会生活との両立

〈イヴ・メイヤー〉

ファスティングを始めると、パーティー用の服はしばらくしまっておかなくてはならないのか、と心配になるかもしれない。けれども、そんなことはない。ファスティングをしているからといって、社会生活や、旅行や、家族のお祝い事や、そのほかあなたにとって大切なことをあきらめなくてはいけないということはない。この章では、あなたの社会生活に関する厄介な問題を、論理的に考えていくことにしよう。ファスティングの成功と豊かな社会生活は、必ず両立できる！

計画がすべて

ファスティングをしながら、どう社会生活を送っていけばいいのか、という問題を考える前に、まずは基本的なことを理解しておこう。そのひとつは、計画することが大切ということだ。ファスティングは自分に合わせて柔軟にできるし、どんな状況のどんな人にとっても効果があるものだけれど、あらかじめ計画したとおりに実践する、ということだけは絶対にはずせない要素だ。

私の場合はファスティングを始めてからかなりたつので、ときには柔軟にやりすぎてしまうこともある。「ここ2、3日は食べすぎてしまったので、明日はファスティングをしよう」という調子だ。そうして次の日になると、さらに何日か先延ばしにしてしまい、結局1週間ファスティングをしなかったりする。すると、1週間で500グラム～1・3キロほど体重が増えてしまう。増えたのは筋肉ではなく、脂肪だ。

そうかと思えば、ファスティングにとりつかれたようになってしまうこともある。たとえば、24時間のファスティングを始めたとする。それがうまくいったら、次はこう考える。「このままファスティングの時間を36時間、いや48時間に延ばしてみようかな。それともいっそのこと、3日間、いや1週間まるまるファスティングするのはどうだろう？」そのときになって初めて、仕事のことや家族との予定があったことを思い出し、かつてないほど混乱してしまったりする。

つまり、ファスティングは柔軟なやり方ができるけれども、それがゆえに、やりすぎてしまったり、やらなすぎてしまったりすることがある、ということだ。うまく調整すればいい、と思ってしまうからだ。でも、私の場合もそうだが、そううまくできるものではない。忙しい毎日を送っている人は、計画どおりにやらないとうまくいかないものだ。残念ながら、誰かほかの人があなたに合った計画を立ててくれるわけではない。自分の計画は自分で立てなければならない。

ファスティングを始めたときは、計画を立てるのがとても嫌だった。腕のいい専門家が、目標を達成するための計画を立ててくれたらいいのに、と思っていた。私はファスティングを始めたばかりのころに、この業界で最高の専門家であるファン博士とメーガン・ラモスに出会うことができたけれども、彼らですら、魔法のような解決策を私に教えてはくれなかった。

いまならわかるが、メーガンとファン博士は、理想的なファスティング計画は個々人が見つけるべきだ、と考えているのだ。専門家は方向性を示したり、アドバイスをしたり、多くの人が成功した例を教えたりすることはできても——じっさい、メーガンは、いくつかの成功例を教えてくれた。305ページ以降でそれを紹介する——あなたの生活のすべてを知っているわけではない。夜遅くに何か食べるのが好きだとか、毎日3人の子どもにご飯をつくらなくてはならないことだとか、マクドナルドを見かけると不思議と車がドライブスルーに入っていってしまうことだとか……。日曜日に教会に行ったあとのブランチが、家族にとっていちばん大切な時間であることも、その時間はどうしてもファスティングに充てられないことも、来週、顧客とランチをとらなくてはいけないことも、彼らは知らない。

思いがけないことが起きたり、急にやる気になったり、予定を調整しなくてはいけなくなったりすることは、誰にでもある。それをなんとかできるのは自分だけだ。

ファスティングで大切なのは、バランスをとること、自分できちんと責任をもってやること、そして計画を立てることだ。自分のライフスタイルに合うように計画を調整し、真面目に、計画どおりに努力しなくてはいけない。計画を立てるのが好きな人なら難しくはないだろう。どのくらいの頻度でファスティングをするか決めたら、自分の生活を振り返ってみて、そこにファスティングを組み込んでいこう。

これから、社会生活をしっかりと送りながら、そこにファスティングを組み込んでいく秘訣を紹介していく。

周りに嫌な思いをさせない

ファスティングを始めたとき、私は生活のなかにどうやってファスティングを組み込んでいけばいいかわからなかった。いつファスティングをしたらうまくいくのかわからなかったし、ファスティングをしたときに自分がどんな気分になるのか考えてみたこともなかった。だから、職場に行って無料の朝食や昼食が用意されているのを目にしたときは、同僚をにらみつけてしまった。無料の朝食や昼食がふるまわれるのは毎週決まった曜日だったので、それを見ても平気だと思っていた。でも、平気ではなかった。ファスティングをしているあいだ、同僚たちはいろいろと協力してくれたけれども、私はイライラして、怒りっぽく、いつも不機嫌だった。

どうか私の失敗例を教訓にしてほしい。

私の職場では、月曜日のミーティングで、前の週の成果をプライベートと仕事の両面で発表することになっていた。いま思えば、自分の減量の成果をそこで発表していたのも、悪いことではなかったかもしれない。

でもその一方で、自分がファスティングをしていることを、わざわざ言う必要はなかったかもしれないとも思う。私自身の問題なのだし、誰にも言わなければ、いろいろな質問をされないですんだだろう。それに、無料の朝食と昼食がふるまわれている日にファスティングをして、同僚にイライラをぶつけたのはよくなかった。ファスティングをしているので朝食が食べられないとみんなの前で不平を言ったり、昼食も食べられないのだとわざわざ言ったりするなんて、どうかしていた。みんなが私に気をつかうようになり、私が食べさえすれば何も問題が起きないのに、と思わせてしまった。私はまるで殉教者のようだったと後悔している。

幸い、数カ月もすると、私もそういう態度を慎むようになった。でも、ファスティングをしているときに感じの悪い人にならないですむ方法を、誰かが最初に教えてくれればよかったのに、と思っている。だから、今度は私が教えよう。

ファスティングをしているときには、自分のことばかり考えないこと。ファスティングをすると決めたのはあなたなのだし、いつどうやってやるのかを決めたのもあなただ。感謝祭の日や、旅行中や、職場で無料の朝食がふるまわれる月曜日にファスティングをしようと自分で決めたからには、情けない様子を見せたり、つらそうな様子を見せたりしてはいけない。ファスティングを計画したのはあなたなのだから責任をもとう。

いつファスティングをするべきか

できれば、食べ物がただでいくらでも食べられるような集まりがあるときには、ファスティングを計画しないようにしよう。私の場合は、職場で無料の食事が出される日にファスティングをしないようにして、体にいい食べ物を選んで食べ（こっそりドーナツを食べることはあったけれど）、それ以外の日にファスティングをするようにすればよかったわけだ。

体にいい食べ物はあまり出ないだろうと予想される集まりやイベントに行くときは、自分の好物で、ほかの人にもおすそ分けができそうな食べ物を持っていくといい。自分で料理したものを持っていけないときや、イベントで出される食べ物を食べたくない場合は、その場に出かける前に、しっかりと食事をしてから行こう。

パーティーでは飲み物を手に持ち、周りの人との会話に興じるといい。あるいは、パーティーに行ったら、前菜をいくつか適度に食べてみるのもいいかもしれない。完璧なファスティングをしなくてもいいのだと思うと、驚くことに、あれほどあったプレッシャーからも解放される。美味しそうなごちそうがたくさん並んでいるところでファスティングをしようとすると、失敗してしまうものだ。

ときには、ファスティングをしようと決めたのは自分なのだ、ということを思い出すのが難しいときもある。そもそも、どうしてもやらなくてはいけないものではないのだし、どうしてもその日にしなくてはならないものではない。でも、あなたがファスティングをすることにしたのは、減量をして健康になりたいからだろう。それなら、その日にファスティングをしなくてはならない。あるものを食べるという目先の楽しみよりも、長い目で見たときに受ける恩恵のほうがはるかに大切だ。やると決めるのはあなた自身だし、それをやるのもあなた自身だ。

おせっかいな友人、同僚、パーティー好きな人への対応

ファスティングを始めたとき、周りの人の反応や意見に驚いた。食べないことにしたと私が告げると、職場でも、家庭でも、パーティーでも、あるいは日常生活のなかでも、いろいろなことを言われる。

大半の人は私のことなど気にも留めないが、なかには自分の意見を言いたがる人がいる。彼らは、これまでいつも何か食べている私を目にしていたので、私がキャンディーバーに手を突っ込まないで通り過ぎたり、誕生日のカップケーキを食べなかったり、午後のおやつにポテトチップスを食べなかったりするのを見て、混乱したようだ。

初めのころは、おやつを勧めてくる人もいた。けれども、私が間食をいっさいしないのを見て、次第に勧めてくる人もいなくなったし、私自身も間食をしないことに次第に慣れていった。

何か食べ物を勧められたら、こう言って断るといいだろう。

「ありがとうございます。でもいまはお腹がいっぱいなんです」

「ありがとうございます。でもいまはお腹が空いていないんです」

「美味しそうですね。でも、さっきいただきました」

「いまは結構です」

「美味しそうですね。でもいまから出かけなければならないんです」

「いまは食欲がないので、あとでいただきます」


次のような言葉は言わないこと。


「いまファスティング中なんです」

「間食をするのはやめたんです」

「スナック類は食べないことにしているんです」


もしこんなことを言ってしまったら、議論に発展してしまうだろうし（言い合いになってしまうかも！）、おやつを勧めてくれた人も、自分がおやつを食べることを正当化しなくてはならないような気分になってしまうだろう。いちばん信頼できる友人や大切な人以外とは、この件については会話をしないほうがうまくいく。

優先順位を変える

ファスティングをするには、自分自身の何かを変えたり、時間の使い方を変えたりしなくてはならない。結局、生活を何も変えなければ、以前と同じ体のまま暮らしていくことになる。週に5日も仕事がらみのランチがあるような社会生活を送っていたり、週に5日は前菜を食べながらお酒を楽しんだり、週末に友人とブランチをとったり、金曜日の夜はパートナーとディナーを楽しんだり、日曜日には家族と一日じゅう何か食べていたりするなら、あなたの社会生活を大きく変えなくてはいけない。

優先順位を見直して、食べ物を中心に動く生活よりも、ファスティングを中心にした生活にしなくてはいけない。あなたも自分のスケジュールを見直してみたら、きっと何か変えられることがあるはずだ。それが大きな成果につながる。

私はこれまで、何かを食べながら仕事のミーティングをすることがほとんどだった。スタッフにドーナツや健康的ではないランチを配ったり、誕生日にはケーキを用意したりしていたし、週に3、4日は顧客や見込み客とランチに出かけたりしていた。

ファスティングを始めてからは、食べ物が絡むような活動はほとんどしなくなった。スタッフはみんなで一緒に間食をしたり食事をしたりするのが好きだとわかっていたので、私はもっとヘルシーなものを彼らに勧めるようにした。また、ひとりひとりの誕生日を祝うのではなく、月に1回、まとめてケーキでお祝いをするようにした。週に数回、昼食を抜くことにしたときは、仕事務みのランチのときもコーヒーを飲むだけにした。それで誰も何も思わないようだったし、私が行動を変えたことに気づく人もほとんどいなかった！

自分の限界を知る

自分は強い人間なのだと証明したくて、自分を追い込んでしまう人が大勢いる。でも、そんなやり方は馬鹿げているし、第一痛々しい。もっと自分を労わって、いちばん成功しそうなことに挑戦してみてはどうだろう。

いまでは私もうまくファスティングができるようになったし、人生で初めていまの体重を維持できるようになったので、自分の場合はどんなときにファスティングをするのがいいのかもわかっている。休暇中や親戚が遊びに来るようなときには、17時間以上のファスティングはしないことにしている。美味しそうな食べ物がたくさん並ぶことはわかっているし、ぜひその食事を楽しみたいからだ。もっと長い時間のファスティングをするのは、家にいるとき、夫しか家にいないとき、そして忙しいときと決めている。そういうときがいちばんうまくファスティングができる。

あなたがうまくファスティングができそうなのは、いつだろうか？　そのときにファスティングをすることにすればいい。いまの自分がだめだからファスティングをするのではなく、なりたい自分になるためにファスティングをするのだと考えよう！

ファスティングを始めたばかりのころは、新しいライフスタイルが変に感じられるだろうけれど、そのうちそれが当たり前になり、特に意識しなくてもできるようになっていく。心と体を真に変えるためには、環境を変えなくてはならない。

でも、それは悪いことばかりではない。環境は自分で変えられると知ると力が湧いてくる。新しい行動に慣れるまでには時間がかかるものと心得て、それまでは自分に厳しくしすぎないこと。そう簡単にいくはずがないと思うかもしれないけれど、家でも職場でもスーパーでもレストランでも、すぐに楽しい時間を過ごせるようになる。

どんなに小さなことでも目標を達成できたら、それを成し遂げた自分に自信をもとう。こうした小さな変化を積み重ねていけば、ある日突然、生まれ変わった、幸せそうな自分が、鏡の向こうからあなたを見つめてくるときがやってくるはずだ！

＜メーガン・ラモス＞

私が患者に勧めることは毎回同じだ。「あなたの生活に合うようにファスティングを計画しましょう。ファスティングに合わせた生活にするのはやめましょう」。イヴも述べているように、ファスティングは柔軟にやって構わない。少し練習すれば、目標体重にするためにファスティングを続けることと、健康的な社会生活を送ることとのバランスをうまくとることができるようになる。ファスティングができなかった日が1日あったとしても、たいした問題ではない。ただし、続けなくてはならない。

私たちはみな、慌ただしい毎日を送っている。さまざまな予定や仕事と、ファスティングのバランスをとるのは大変なことだ。きちんとしている人ほど、柔軟にファスティングをするのが苦手なようだ。こんな会話をよくする。

患者「メーガン先生、水曜日に昔の同僚とのランチに行けなかったので、いまとても落ち込んでいるんです」

メーガン「どうして行けなかったんですか?」

患者「月曜、水曜、金曜に24時間のファスティングをしているからです。ご存知でしょう?」

メーガン「ファスティングを月曜、木曜、金曜にしたらよかったのではないですか? あるいは月曜、火曜、金曜とか」

患者「それは考えつきませんでした。そんなに柔軟にやっていいものなんですね」

逆に、柔軟すぎるやり方をしている人もいる。そういう人は周りの状況やほかの人の予定に合わせて食べなくてはいけないと考えたり、この時期にはどうしてもこれを食べなくてはいけないと考えたりして、ファスティングを先延ばしにする。

たとえば、夏はファスティングをする人にとっては厄介な季節だ。夏になると社交活動も活発になるし、バーベキューをしたりして戸外で飲む機会が増えたり、天気がよければプールサイドで前菜をつまんだりする機会もたくさんある。患者とこんな会話をすることがよくある。

患者「体重が減らなくて本当にイライラしているんです。むしろ、増えてしまったようなんです」

メーガン「どんなスケジュールでファスティングをしていますか？」

患者「ファスティングはあまりしていません。週末はバーベキューをしたり家族と出かけたりするのに忙しいもので」

メーガン「では毎週火曜日にファスティングをしてはどうですか？」

患者「その日は仕事があります」

メーガン「どうしてファスティングができないのですか？　夏の週末に食事をする機会が多いのはわかりますが、平日なら1日や2日ファスティングができるのではないですか？」

患者「なるほど。考えてもみませんでした」

私たちはいつだって忙しい。夏だから、週末だから、と私たちは言い訳をしがちだが、じっさいは一年じゅう社会的な生活を送っている。数カ月ごとに祝祭日もある。計画を頑(かたく)なに守りすぎたり、極端にやりすぎたり、あるいは逆にやらなすぎたりすると、失敗してしまうものだ。ファスティングをして最高の結果を手に入れられる人は、柔軟性がありながらも継続的に実践しているし、うまく計画を立てている。そこで、ファスティングを始めるにあたって、バランスがとれていて成功につながる方法をいくつか挙げてみよう。

週3回、24時間のファスティング

24時間のファスティングを週に3回といっても、月曜、水曜、金曜にやらなくてはいけないということではない。2日続けてやって、3回目は週の後半でやるという方法もある。週末に連休があって忙しくなりそうなら、平日に3日間続けてやっておくのもいいだろう。ファスティングに成功している人を見てみると、月曜、火曜、水曜にファスティングをして、週の残りは罪悪感を抱くことなく、友人や家族との交流を楽しんでいるという人も大勢いる。

毎週、同じ曜日にファスティングをしなくてはならないということもない。何週間分かの計画を立てておき、もしファスティングをするはずだった日に急に何か予定が入ったら、ファスティングを延期して、何も予定が入っていない日にやればいい。

週3回、36時間または42時間のファスティング

36時間～42時間のファスティングはとても効果が高いが、社会生活を犠牲にすることなく週に3回実践することは難しい。私自身が実践してうまくいった方法は、月曜日と水曜日、あるいは火曜日と木曜日に42時間のファスティングをするという方法だ。金曜日と土曜日は臨機応変に対応できる日にしておき、ファスティングをするはずだった日に何か予定が入れば、金曜か土曜にファスティングをする。

でも私の場合、月曜から水曜まで連続して42時間のファスティングをするほうがどちらかと言えば簡単で、金曜日や週末のファスティングは、何度も失敗した。そこで、金曜日にファスティングをする場合は、24時間できればじゅうぶんだと思うことにした。金曜日は8割がた予定が入るので、そうでもしなければ、せっかくの機会を逃すか、ファスティングを台無しにしてしまうかの、どちらかになってしまうと思う。

24時間から42時間のファスティングを週に3回計画しよう。何時間のファスティングであっても、それをできた自分を誇りに思うこと。柔軟に、前向きに、取り組もう。くれぐれもやりすぎないように。失敗するだけだ。

週1回、72時間のファスティング

いったんファスティングを始めると、短時間のファスティングを何回もするより、長期ファスティングを1回するほうが楽だという人もいる。もしあなたがそういうタイプなら、72時間のファスティングが向いているかもしれない。72時間のファスティングをする人の場合、週末にたっぷりとごちそうを堪能したあと、日曜の夜から水曜の夜までファスティングをして、週の残りは普通に食事をすることが多いようだ。週末は友人や家族との予定があって忙しいという人は、この方法がうまくいく。

3日間のファスティングと聞くと、ずいぶん長く感じるかもしれないけれど、平日の2日間の食事をまるまる抜き、3日目の夕食からは食べられることになるので、夕食時が家族で過ごす大切な時間だという人にはいい方法だ。家庭で主に食事をつくる人にとっては、平日の食事を2日分だけ用意すればいいので、そういう点でもいい方法だ。

祝祭日のとき、旅行のとき、来客があるとき

ときにはファスティングができない日もあるだろう。祝祭日や友人と会うとき、遠方から泊りがけでお客が来るときもあるだろう。こういうときも、間食は避けなくてはいけない。なぜかって？　これまで血糖値とインスリン値を一定にしようと頑張ってきたからだ。間食をしてしまったらその努力が無駄になり、またいつもお腹が空くという状態に戻ってしまう。

祝祭日には、つねに何かを食べている状態にならないように、できるだけ気をつけよう。甘いもの、ジャンクフード、脂っこいオードブルなど、気軽に食べられるものがそこらじゅうにあるので難しいかもしれないが、こういうものはいったん食べはじめると、いったい自分がどれくらい食べたのかわからなくなる。せっかくなので食べ物を楽しみたいという人は、食事の時間に、きちんとした食事を満足するまで食べること。これまでの努力を最も無駄にしてしまうのは、少しずつの食事を何度もすることだ。

旅行に出かけると、パニックに襲われる人が多い。クリスマスのごちそうを食べたときでさえあれほど影響があったのに、東京に1週間旅行に出かけたら、その2倍は悪い影響があるに違い

ないと怖れたりする。

どうか落ち着いて！　じっさいは、祝祭日よりも旅行のほうが対処しやすい！　なぜかって？　クリスマス、感謝祭、そのほかの宗教上の祝祭日には、私たちはたいてい家にいるので、つねに何かを食べたいという誘惑に駆られてしまう。祝祭日のお祝いの席に行けば、帰る直前まで、これでもかというくらい食べ物が目の前に並べられる。そして食べまくる！　でも、旅行をしているあいだは外を出歩いているわけだし、歩いて散策をしたり、地元の観光名所を訪れたりする。落ち着いて座るのは食事の時間だけ。食べるのもそのときだけだ。

ある患者が最近ロンドンから帰ってきたのだが、体重計に乗るのを怖がっていた。

「メーガン、ぼくは毎食ビールを飲んでフライドポテトを食べていたんだよ」と彼は言った。

さて、結果はどうだったか。食事のたびにビールを飲んでフライドポテトを食べていたにもかかわらず、3キロもやせていたのだ。なぜなら、ロンドンにいるあいだ、彼は一日に2回しか食事をしていなかったからだ。毎晩ホテルのソファに座ってネットフリックスを見ながら間食をしたりはしなかった。だから、旅行に行くときはそれほど心配する必要はないし、食事を楽しむといい。一年を通して、ごちそうを楽しむときもあれば、ファスティングをするときもある、ということでいいのだ。

第21章 いつでもやり直せる

＜イヴ・メイヤー＞

この世に完璧な人などいない。ライフスタイルを大きく変えたときは——とくにファスティングを始めて、健康に悪いけれど大好物の食べ物をあきらめたときは——失敗してしまうこともあるだろう。それでも大丈夫。本当だ。いつだってやり直せる。

ついこのあいだの土曜日には、私自身もつまずいて後戻りしてしまったところだ。

その日は大変な一日だった。そんなとき、以前なら甘いものや炭水化物がたっぷり入った食べ物を思いっきり食べれば、気をまぎらわすことができた。お酒やドラッグに走る人も多いが、私の場合はそれが食べ物だった。友だちと食べるときもあったけれど、たいていは、家でひとりでテレビの前に座って食べた。つねにお腹が空いていていてしかたなかったし、思う存分食べれば、手っ取り早く気分をよくすることもできた。
さて、その土曜日のこと、突然まるで滝に打たれたように、何もかもが耐えられなくなった。その気持ちはどんどん強くなっていった。頭が混乱した私は、どうにかして落ち着かなくては、と考えた。そのとき、「そうだ、思いっきり食べればいいんだ」と思ったのである。今回かぎりにすれば大丈夫。食べて心を落ち着かせよう。ひとりで食べれば誰にも知られることはないし。手持ちのお金もあるから、私がドカ食いしたことを示すクレジットカードの請求書を夫が見ることもない……。

何かの中毒になったことがない人には、薬やお酒やお菓子を食べたときの満足感――そして、矛盾しているようだけれども、そのときの絶望感――は、なかなかわかってもらえないだろう。ケーキ屋に向かって車を走らせているとき、私は中毒者特有の衝動に駆られていた。車を停めてドアを閉めると、曲がって駐車していることに気づいた。でも、そんなことはどうでもよかった。半ば狂ったようになっていた私は、何もかもどうでもよく、とにかく甘いものが食べたいと思っていた。

店の中に入ると、6人の客が並んでいたのでがっかりした。アイシングがかかったケーキを食べるまで、そんなに待ってはいられない。ふと見ると、店の隅に赤くてつやつやしたケーキの試食品が置いてあった。白いアイシングで水玉模様のデコレーションがほどこされている。私はそこに駆け寄ると、ひとつ取って口に入れ、嚙みもせずに飲み込んだ。そのあと、店にいる人たちに背を向けて誰からも見られないようにして、もうひとつ食べた。口の周りについているケーキのくずを拭いて、もう一度列に並んだが、まだ私の前には6人のお客がいる。そこで、もう一度試食のコーナーに行き、真っ赤でつやつやした小さなケーキをもう2つ食べた。

そのあと、私はそそくさとケーキ屋を出た。どうか誰にも気づかれませんように、と願いながら。

そこで食べるのは終わりにして車に戻った、と思うだろうけれど、そうではなかった。そのショッピングセンターには高級スーパーもあり、あちこちで試食ができることを私は知っていた。そこで私はそのスーパーに行き、あらゆる試食品を食べてまわった。ヨーグルト、ジュース、ビーフジャーキー、ブドウ、そして私の大好物の焼きたてパンとクッキー。

自分でもそのときは正気でないとわかっていたし、自分のことが恥ずかしかった。でも、自分をどうにも抑えられなかったので、そういう気持ちはかなぐり捨てて、かぼちゃパンに手を伸ばした。背後から声が聞こえたのは、そのときだった。最初はかすかに聞こえる程度だったけれど、その声はだんだん近づいてきた。

「イヴ！　イヴじゃない！　こんなところで会えるなんて！」

私は顔を上げて振り返った。恐ろしいことに、知り合いだった。そのときの私といったら、ノーメークだし、髪の毛は頭の上で無造作にまとめているだけ。おまけに口いっぱいにパンを頬張っている状態だった。きっとモンスターのように見えたに違いない。でも、その友人に会ったのは2年ぶりだ。最後に会ったときは、いまより23キロは太っていたはず。

「見違えたわ、すっかり素敵になって！」。友人が言った。

「ありがとう」。私は心からそう言った。

家に帰ってから、私はその日のことをすべて夫に話した。ケーキ屋で試食品を食べあさったことや、スーパーで試食品を食べまわったことを。これまで頑張ってダイエットをしてきたのに、台無しにしてしまった自分が恥ずかしいと、私は泣きながら夫に話した。それから、知り合いに〝見つかってしまった〟ことを思い出して、さらに泣いた。でも、私が泣いているというのに、夫は笑いはじめたのだ。

「口いっぱいにパンを頬張っているときに素敵と言ってもらえるなんて、いいことだと思うけどな」

たしかに。あんなときに褒めてもらえるなんて、考えてみると笑えてくる。泣きやんだあと、夫ともう少し話をしながら、どうして狂ったように食べてしまったのかを考えてみた。そして、心配事があったからだと気づいた。夫の新しい仕事のことも心配だったし、私自身も忙しい経営の仕事からコンサルタントと作家に転身したばかりで、不安を感じていた。自分に自信がなくなり、自分の目的に疑問を持ちはじめていた。その不安から昔の悪い習慣に戻ってしまい、食べ物に振り回されるようになってしまったのだ。自分はとんだ負け犬だと思ったけれど、深呼吸をしてこう思い直した。「私が食べまくっていたのは、たったの20分だ。20分間、ちょっとおかしな振る舞いをしてしまっただけじゃないか」と。

これはいい教訓だ。これまでずっと頑張ってきたとしても——もっと健康になるには、まだまだ道は遠いと感じているかもしれないが——この先、うまくいかないときは必ずある。あなたもただの人間だし、完璧ではない。あなたがどんなに素晴らしい人でも、失敗することはある。どんなに生まれ変わったようになろうと、どれほど努力をしようと、どれほど健康になろうと、ときどきは、うまくいかないときもある！　それでいいのだ。

私のドカ食いと同じように、あなたの問題も小さなものであればいいのだけれど。でも、ときには大きな問題が起こることもある。病気にかかったり、大きなケガをしたり、失業したり、恋人と別れたり、家族の看病をしなくてはいけなくなったり。人生はどこまでも続く過酷なジェットコースターだ。この荒々しいジェットコースターに乗っているときにあなたがやらなくてはならないことは、自分は努力するだけの価値がある人間だと思い出すことだ。

よく言われることだが、ファスティングを始めると、うまくいかないときが必ずくる。私もミスをしたり、失敗したり、行きづまったりすることがある。でもいまは、いつまでも自分を責めたりせずに、もう一度始めればいいと思っている。長らく私にとって不可解な存在だったスリムな人たちも、ときには食べ過ぎてしまうこともあるとわかった！　やせていて健康な人たちも、体にいい食べ物だけでなく悪い物も食べている。でも彼らは、食べる時間と食べない時間を自分に合うように計画して、それをだいたい守っている。

だから、もしつまずいてしまって、もうファスティングをするのは無理かもしれないと思ったときは、どうか自分に、もう一度始めればいいだけだ、と言ってあげてほしい。千里の道も一歩から。立ち上がって、ホコリをはらい、また歩きはじめることを怖れないこと。あなたにはその価値がある！

失敗したときに立ち直る秘訣

1 早く自分を許してあげる。

2 自分のことを笑い飛ばせるようになれば、2倍早く立ち直れる。

3 いまの生活を見直してみて、何か足りないものはないか考えてみる。できれば、その足りないものを健康なかたちで補完する。

4 どうして失敗したのか考えたら、うまくいったときのことも考えてみる。自分ができたことを誇りに思う時間をつくる。

5 とにかく前に進み続ける。昨日よりも一歩前進できるように頑張る。

第22章

コミュニティを見つける

＜イヴ・メイヤー＞

ファスティングに対する考え方は人によって違う。食事を抜くと聞いただけで、たいていの人は過剰な反応をする。だから、あなたが立てた目標は自分の胸の中だけにとどめておいたほうがいいかもしれないし、新しいライフスタイルについて周りの人に詳しく説明するのも避けたほうがいいかもしれない。

それでも、あなたには周りの人の助けが当然必要だし、できるだけたくさんの人に協力してもらったほうがうまくいく。この章では、コミュニティを築く最適な方法をお伝えしよう。

周りに惑わされないようにする

私の経験からいえば、ファスティングをしていると周りの人に伝えるのは、ファスティングが自分にとって効果的だとわかってからにしたほうがいい。まだファスティングについて調べはじめたばかりで、いったいどういうものなのか学んだり、本当に自分にやる意志があるかどうか考えたりしている段階なら、友人に相談するのはまだ早い。

なぜかって？　あなたの体のことをわかっているのはあなただけなのだし、あなたが心の奥底に抱いている感情を友人が知っているわけではないからだ。それに、先にも述べたように、その友人はファスティングが健康にいいことを、まったく知らないかもしれない。

私もそうだが、あともう一度だけダイエットしてみよう、健康になれるように頑張ってみようと思っているときは、ちょっとしたことでくじけそうになってしまうものだ。自分のさえない体のことや、これまで何度も失敗してきたことを恥ずかしく思い、ひょっとして自分は意志の力が弱いのではないかと考えたりすることだろう。そんな気持ちを抱いているときは、周りの人の意見のほうが正しく思えたりしてしまうものだ。

新しいライフスタイルのことを友人や同僚にすぐに話さないようにしておけば、周りの意見に左右されることなく、自分自身の意見に耳を傾けることができる。これまでずっと自分のことを卑下してきた人は、自分の心と体が訴えていることに耳を傾けるのが難しかったりする。何をいつ食べるかは、極めてプライベートな、個々の問題だ。じっと自分の声に耳をすませ、自分が何を必要としているか、この先どうなりたいかを考えなくては決められない。

ファスティングをしていることを周りに知らせたくないなら、ライフスタイルに合ったファスティングをしよう。かなり前から計画していたディナーパーティーをキャンセルしたり、いつもの日曜のブランチに行かなかったりすれば、周りの人は驚いて、答えに困るような質問を浴びせかけてくることだろう。だから、誰にも干渉されずにすむ、ひとりの時間にファスティングを始めるようにして、周りに惑わされないようにしよう。ファスティングが自分にとって効果がありそうなら、思っていたより早く、周りの人に話してみようという気になるかもしれない。

周りの人にうまく話すには

ファスティングのことを理解して自分を支えてくれるようなコミュニティをつくろうと思っても、理解してくれるのはいったい誰だろう、そもそもそんな人はいるのだろうか、と不安になるかもしれない。

たしかに、大げさな反応をする人はいる。ファスティングは本当に安全なのか、と懸念を示す人もいるだろう。そうでない人も、きっとさまざまな質問をしてくることだろう。なかには、あなたがファスティングをすると、自分まで食べてはいけない気になるではないかと、怒り出す人もいるかもしれない。

こういう反応は必ずあるので、周りに話す前に、自分の考えをしっかりとまとめておかなくてはいけない。ファスティングがうまくいっているなら、この方法で間違いがないと、しっかりと主張しよう。周りの人の疑問や懸念に振り回されてはいけない。これはあなた自身の決断であり、あなた自身の健康に関わることだ。

でも、ファスティングのことを話すときには、弁解がましくならないようにしたほうがいい。それには、ふたつ理由がある。まず、自己弁護したり言い訳がましかったりすると、意志薄弱に見えてしまうからだ。それに自分でも、本当にそれでいいのかわからなくなってくる。ためらいがちに話していては、それが正しい道であると、自分や相手を説得することができない。自分のやっていることに自信を持ち、それを相手にも示そう！　ふたつ目は、弁解がましく話さないようにしていれば、思いがけない人が協力してくれることもあるからだ。私の場合もそうだった！

間欠的ファスティングを始めてから数週間たったころ、私は24時間のファスティング中に職場に行った。すると、会議室に無料の食べ物が置いてあった。朝食用に同僚がときどき差し入れてくれるドーナツと、その週に誕生日を迎える人を祝うために会社が用意するバースデーケーキは、私の体重が増えた大きな原因だ。だから、私はこんなことを考えて心配になっていた。「なぜ食べないのかと、誰かに尋ねられたらなんと答えよう？」ファスティングのことは誰にも言わないでいることもできたが、強い態度で、どんな質問にも答えようと決めた。

そんなことを考えていたら、ものの2分とたたないうちに、同僚から美味しそうなバースデーケーキを勧められた。いよいよ、そのときがきた。ファスティングのことを発表する準備はできている。私はこう答えた。

「ありがとう、でも結構よ。ここ数週間、定期的にファスティングをしているの。今日は丸一日、何も食べない日なの」。部屋は静かだったので、ほかの人にも私の声は聞こえたはずだ。質問攻めにあったり、顔をしかめられたり、揶揄（やゆ）されたりするのではないかと、私は身構えた。

でも、そんなことをする人は誰もいなかった。私は周りの反応に驚いた。ケーキを勧めてくれた同僚は、ファスティングなんてたいしたことじゃない、という感じで肩をすくめた。私のところへやってきて、感心してくれた同僚もいた。何の反応もしなかった人たちもいた。私のところへ来た何人かの同僚に、ファスティングをしたことがあるかと聞いたところ、子どものころに宗教上の理由でしたことがあるという人がいた。ほかにも、減量や、いまの体重を保つためや、健康のために、ファスティングを定期的にしているという人もいた。

なかには、ファスティングのことをもっと詳しく訊きたがる人もいたし、昔の私と同じ懸念をもっている人もいた。彼らは、基礎代謝が落ちるのではないか、めまいがしたり、頭痛がしたり、お腹が空いたりしないのか、と訊いてきた。そこで、18時間は食事を摂っていない、それで気分はすこぶるいいのだと答えると、みな驚いたようだった。

私の同僚はとても親切で、協力的で、裏表のない人たちで、そんな同僚を持てたのは幸運だった。でも、いくら頭がよくて、思いやりがある友人でも、ファスティングを始めたと話すと心配することだろう。

友人のジャミーラに4日間食事をしていないと話したときは、お願いだからファスティングはもうやめて、と言われた。数日間のファスティングをするとき、彼女はいつも私が無事かどうかたしかめに来て、ちょっと何か食べたほうがいいとか、危ないからジュースだけでも飲んだほうがいいとか言ってくれる。ファスティング中に初めてルイジアナの実家に帰ったときは、教養があって、率直で、私のことを誰よりも愛してくれている家族が、ひどく心配してくれた。私はひとりっ子なので無理もない！

だから、ファスティングについての本を読んだり、よく調べたり、FastingLane.comのブログを読んだりポッドキャストを聞いたりして、確固たる信念を持っておくことをお勧めする。周りからの容赦ない批判や、いつも自分を励ましてくれる、理解ある友人からの思いがけない言葉に備えておかなくてはいけない。でも、ファスティングがあなたにとって効果的なら、耳を傾けるべきはあなた自身の意見だけということも忘れないように！

■

周りの人に伝えるときに気をつけること

1 周りの人に話す前に、ファスティングのことは隅から隅まで——健康への影響から、その科学的根拠まで——学んでおこう。そうすれば、予期しなかった質問に答えることもできる。

2 あなたの生活に合ったファスティングを計画しよう。ファスティングに合わせた生活をしないこと。

---

3 あなたがファスティングをしていることを周りに知らせざるをえない明確な理由がある場合にだけ伝える。たとえば、同僚との朝食を断らなくてはいけないときとか、会社で用意してくれたバースデーケーキを食べないときなど。

4 ファスティングをしていることを批判されたときの自分の感情を、あらかじめ予期しておく。

5 あなたのことを心配してくれる友人や家族から、もっと情報を知りたいと言われたときに紹介できる、信頼度の高い本やオンライン・サイトを最低ひとつは持っておく。

6 何をいつ食べるかを決めるのは、あなたの自由なのだということを思い出す。

ネットを活用する

あなたも私と同じように、スマートフォンに生活のすべてが詰まっていることだろう。私はスケジュールも、やることリストもスマホで管理しているし、電子メールもスマホで確認しているし、過去10年間に交流のあった人の連絡先は、アドレス帳ではなくすべてスマホに登録している。寝る前にはきまってスマホを見るし、朝起きていちばんに見るのもスマホだ。生活のすべての面において、スマホが欠かせない。

ファスティングは生活をがらりと変えるものだし、続けていくにはサポートが必要だ。うまくいけば最高に気分がいいし、うまくいかなければフラストレーションがたまってしまい、誰か信頼できる人に支えてもらいたいと思うものだ。

もちろん友人や家族に頼ることもできるだろうけれど、彼らもあなたがどんなものを食べたのか、あるいは食べなかったのか、それでどんな気分なのかという話をつねに聞かされていては、たまったものではない。だから、ネット上でコミュニティを見つけることをお勧めしたい。

私がファスティングのことを知ったのは、友人から勧められたファン博士の著書『トロント最高の医師が教える世界最新の太らないカラダ』を読んだときだ。そのあと、私はネットでファン博士について調べ、経歴を読み、動画を見て、ポッドキャストを聞き、博士のウェブサイトを読みあさり、博士の仕事仲間のメーガン・ラモスのことを知った。

博士が主催している、ファスティングをしている人を支援するネット上の集まりにも参加したし、そこからDietDoctor.comなど私のお気に入りのサイトを見つけることもできた。低炭水化物ダイエット、ケトジェニック・ダイエット、ファスティングなどを実践している人たちがつくっている、フェイスブック上のグループにも加わった。

フェイスブック・グループには、私と同じようにファスティングを始めたばかりで、まだ知らないことばかりだという人もたくさんいた。何年もファスティングを実践してきた世界じゅうの人たちとも交流するようになり、たくさんのことを教えてもらった。

生まれて初めて、これほど長いあいだ減量に成功しているのは、こうしたネット上のつながりがあることが大きいと思っている。そうしたつながりにおおいに助けられてきたので、自分でもFastingLane.comというサイトとポッドキャストを立ち上げた。このサイトでは、低炭水化物療法やファスティングを推奨する医師、専門家、成功した人たちの話が聞ける。彼らのことを尊敬しているし、私も多くのことを彼らから学んできた。あなたにもぜひ参加してもらいたいし、いつかあなたにも体験談を話してもらいたいと思っている。

ネット上で最高のサポートチームを見つけるには、まずは医療関係者のサイトを見てみるといい。ファスティングの科学的な側面や食べ物について、わかりやすく説明してくれている医師や研究者を見つけよう。あなたの心に響くようなことを言っている人、納得できることを言っている人を見つけるといい。彼らの言うことはすべて信じられるとまではいかなくても、あなたの健康を改善するために、最適な指針を示してくれる専門家のグループを見つけることができるだろう。

次は、あなたが普段使っているソーシャルメディア上で、自分が目指すライフスタイルを実践している人を探そう。たとえば、ツイッターを使っている人で、いま長期ファスティング中の人は、同じように長期ファスティングをしている人をフォローしたり、自分でも長期ファスティングについてツイートしてみたりしよう。フォローしている人のツイートを読んでいるだけでは退屈なら、じっさいにその人とやりとりしてみるのもいいだろう。

こうしたことを実践するのにいちばん簡単なのは、インスタグラムだ。インスタグラムには、さまざまな人が、あらゆるタイプの食事療法やファスティングについての投稿をしている。

たとえば、低炭水化物療法をしてみようと思ったら、その言葉で検索をかければ、その話題を日常的に話せる相手が見つかる。よさそうなレシピを投稿している人をみつけたり、見ていて楽しく参考になりそうな投稿をしている人を見つけたりしよう。うまくいく秘訣を教えてくれたり、励ましてくれたり、体験談を話してくれたり、信じないほうがいい情報について教えてくれたりする人もいるだろう。ファスティングの〝ビフォー〟と〝アフター〟の写真を数値とともに公開して、詳しいファスティングのスケジュールを教えてくれる人もいるだろう。

自分もああなりたいと思える人、そして多くのことを学べる人をみつけよう。インスピレーションを感じたら、その人はあなたが求めていることを、たとえほんの少しであっても与えてくれる人ということだ。

同じ目標を持っている人たちと交流したいなら、まずは信頼できる専門家が運営している有料のサイトや、フェイスブック上のグループに参加してみることをお勧めする。

私の場合は、フェイスブック・グループがとても役に立った。フェイスブック・グループとは、普通のフェイスブックのページとは違うので気をつけよう。フェイスブックのページには、利用者の嗜好に合わせてさまざまなブランドや組織が発信するメッセージが表示されたりするが、フェイスブック・グループは共通の目的を持った人たちがコミュニティをつくる場だ。フェイスブック・グループを主催している組織からの投稿もあるが、その組織は共通の目的を持つ人たちが互いに支え合うためのものだ。

ファスティングをしているとき、ほかの人たちがどんな気持ちなのかを聞くと、とても安心できることがわかった。48時間のファスティングに挑戦しているときの36時間目あたりは、お腹がとても空いてしまってギブアップしたくなる人が大勢いる、と聞くとホッとする。ひとりの人から同じような経験談を聞くよりも、フェイスブック・グループでさまざまな人が同じような経験をしていると知るほうが安心する。ネット上で知らない人の経験談を読むと、みんな同じなのだな、と思い、自分がおかしいわけではないとわかる。

ファスティングを始めるときは、ネット上で一緒にファスティングをしてくれる人を見つけると、うまくいくかもしれない。同じようにフラストレーションを抱え、空腹を感じ、成功すれば、ともに喜ぶことができる。週3回、24時間のファスティングを始めるときは、面識のない人たちと一緒にやると安心できるだろう。疑問に思ったことや、心配なことなども、ネット上でつながっている他人になら話しやすい。私もネット上で何か質問されたときには、自分が集めた情報を共有したりした。それが自分の自信にもつながったし、私自身もかつて経験したことだから、その人の気持ちもよくわかった。その質問に答えることで、自分がここまで頑張ってきたことを実感することもできた。ほかの人が投稿するビフォー・アフターの写真にも、おおいに刺激を受けた。彼らが目標を達成できたのなら、あなたもできるはずだ。

最後に、ネット上のサポートチームなら、じっさいの友人ならうんざりしそうな、あなたのちょっとした変化にも一緒に喜んでくれるはずだ。たとえば、糖尿病の薬の量が半分になったとか、自分でも納得のいく自撮り写真を撮れるようになったとか。それに、ネット上のサポートチームは24時間そばにいてくれて、いつでもあなたの疑問に答えてくれるし、あなたの愚痴も聞いてくれるし、うまくいったら一緒に喜んでもくれる。

もちろん、彼らにとってのあなたも、そういう存在だろう。実生活ではきっと出会うことのなかったさまざまな人と友だちになれる。彼らはひとつひとつの小さな成功を、ともに喜んでくれるはずだ！

ネット上でサポートチームをつくる秘訣

1 ファスティングや食事法に詳しい医師や研究者のなかで、あなたが共感できる人を探し、彼らが配信しているニュースレターに登録したり、彼らが主催しているグループに参加したりする。

2 自分の好きなソーシャルメディアで、あなたが実践しているファスティングや食事法に詳しいシェフやレシピ考案者をフォローする。

3 フェイスブック上で1つか2つのグループに加わる。そこでは質問をすることもできるし、同じ経験をする者同士、助け合うこともできる。

第23章

新しい生活に慣れる

＜イヴ・メイヤー＞

ファスティングを取り入れた新しい生活に慣れるのは、そう簡単ではなかった。なぜかって？私はタバコも吸わないし、お酒もめったに飲まないし、バンジージャンプもしない。休暇で旅行に出かけたときにしたいことといえば、リラックスすることと、食事を楽しむことだ！　間食や食事を思う存分できないとすると、いったい何をしたらいいのだろう、と思っていた。

でも、ただ目を見開いて、身の周りにある、いままで気づかなかった喜びを見いだすだけでよかった。ありのままの私が、真に心の底から幸せだと思えるようなものを。

ファスティングを始めてから最初の休暇は、夫とキャンピングカーで3週間の旅に出た。このキャンピングカーはすごかった。折り畳み式のベッドがあり、トイレも備え付けてあった。そのほか、冷蔵庫、電子レンジ、カウンター、そしてなにより大事なコーヒーメーカーもあった。これぞグランピングだ。キャンピングカーの上には太陽光パネルがついているので、電気も使えるしインターネットも使える。

それでも、私にはどこか物足りなかった。これまでドライブ旅行といえば、チートス、チョコレート、塩味とビネガー味のポテトチップスが欠かせなかったし、炭酸飲料やコーヒーを好きなだけ飲んでいたからだ。小さな冷蔵庫にそうした食べ物を入れておけないなんて、不安だし、がっかりだし、せっかくの休暇だというのに、いつものようにわくわくしなかった。

2日目には、携帯電話がつながりにくい場所がいかに多いか知って驚いた。そこで、私は夫と話をしたり、考えごとをしたりして時間を過ごした。考えたのは主に食べ物のことだったけれど。それでも、ほかのことに意識を向けようとして、私は窓から空を見上げた。とても綺麗だった。朝は紫色だった空が、夕方にはピンク色に染まる。ワイオミング州からモンタナ州に向かって車を走らせていると、空を舞う鳥の数が次第に増えていった。カナダとの国境を超えると秀麗な山々が裾野を広げていたが、バンフに着くころには、すっかり雲に隠れていた。

キャンピングカーの外には、もっとすばらしい冒険が待ち受けていた。イエローストーン国立公園ではバッファローの姿に息を飲み、間欠泉のオールド・フェイスフル・ガイザーから噴き出した熱水がかかった人たちを見て笑った。宿泊先のベランダからは冠雪した山々が見えたし、うちの子犬たちは新しくできた友だちと草むらで跳ね回って遊んだ。山間のさわやかな夏の空気のなかで、甘味料をいっさい入れていないコーヒーをすすりながら、世界最大の彫刻であるクレイジーホースやマウントラシュモアの景色に感嘆した日もあった。

たっぷりと朝寝をしたあと、夫にキスをしてから散歩に出かけ、清流を泳ぐ魚の姿を眺めたり、図書室でチェリストの演奏を聞いたり、映画を観たりした。子犬たちとフリスビーで遊んだり、新しいバックパックを買ったりもした。そうしているうちに、少しずつだけれど確実に、食べ物のことを考える時間が減っていき、自分の周りにあるものに注意を向けられるようになっていった。まるで、自分が生まれ変わったかのようだった。

これほど自然を美しいと思ったことは、いままでになかった。自然を楽しめるのは、体力があって健康な人だけだと思っていたし、太っていて小さな丘を登るのにも息が切れてしまうような者には、自然の景色を楽しむのはとうてい無理だと思っていた。つねに何か食べろという信号をホルモンから受けていると、食べ物以外のことを考えるのは難しい。頭の中が食べることでいっぱいだと、愛犬のことも、夫のことも、子どものことも、人生のことも、何もかも、考えられなくなる。

でも、ファスティングを始めたら、いろいろなことがうまくいくとわかった。人生は考えてもみなかったほうに転がりはじめた。この休暇旅行のあいだに、私のなかで何か新しい感覚が生まれたのだ。

それは、自由という感覚だった。

ファスティングのおかげで、これまで当たり前だと思っていた多くのものに、感謝の気持ちをもてるようになった。もちろんいまでも食べることは好きだが、人生にはそれ以上にすばらしいものがたくさんある。ファスティングをすれば、好きなように使える時間とお金が増える。でも、それ以上に、いまの生活から抜け出して、人生を楽しむ自由を手に入れることができる。
そうなれば、万々歳だ。

自分にごほうびを

これまで何かを成し遂げたときのごほうびといえば、ケーキだった！　それからシャンパン、ステーキ、具をたくさんのせたベイクドポテト。あなたもそうではないだろうか。ところが、健康的な食生活をするようになったり、ファスティングを始めたりすると、目標を達成したときに、思う存分食べることをごほうびにすることができなくなる。

そこで、やり方を変えてみよう！

少しずつたくさんごほうびをあげるのだ。大きな目標を達成できたときはもとより、そこに至るまでの小さな目標を達成できたときにも、自分にごほうびをあげよう。たとえば、大きな目標は36キロやせることだけれども、36キロのバーベルを上げられるようになることが中間目標だという場合もあるだろう。

ごほうびは、達成したことに見合ったものにしなくてはならない。少し努力して達成できたことなら、小さなごほうびを自分にあげよう。自分をよくコントロールして、初めて24時間のファスティングができたなら、そこまでの頑張りに見合った、何か大きなごほうびをあげるといい。9キロ減量できたら、お気に入りのバンドのライブに行くというのもいいかもしれない。

正直に言うと、私はいまでも食べ物をごほうびにしている。でも、いままでと違って、健康的な方法でやっている。減量できたごほうびが食べることなんて、おかしいと思うかもしれない。でも、長期ファスティングをしたあとに、すてきなレストランで、ミディアムレアーの大きなリブアイステーキとウェッジサラダを食べるのは最高だ。

目標を達成したことを祝うのは、とても大事なことだ。いままでの自分と、いまの自分を振り返ることができる。そうすることで自分に自信がもてるようになるし、これからも頑張ろうという気持ちになれる。

目標を達成するために協力してくれた人と一緒にお祝いをして、彼らにも感謝の気持ちを伝えよう。ファスティングで節約できたお金は銀行に預けたり貯金箱に入れておいたりして、ごほうびのためにとっておくといい。貯金するのは週に2ドルでも200ドルでも構わない。もっと健康になろうと頑張っているうちに、貯金もどんどん貯まっていく。

ごほうびは自分の好きなもので構わない。新しい洋服を買ってもいいし、ゆっくりお風呂につかってもいいし、お花を買ってもいいが、自分の頑張りを称えるようなものにしよう。それだけ、頑張ったのだから！

あとがき——減量手術は有効か

〈イヴ・メイヤー〉

私が減量手術をしたのは1回や2回ではない。3回だ。そう、あなたの読み間違いではない。3回だ。ファスティングのことを知るまで、私は何度もダイエットに失敗していた。そこで、調べてみたところ、ほとんどの研究で、減量手術をすれば体重が減るとされていた。私は何人もの医師に相談し、家族や友人にも背中を押され、減量手術をしてみることにした。2004年に初めての手術をして、体重が減るのを辛抱強く待った。

たしかに体重は減った——ただし、最初だけ。手術をしたことで多嚢胞性卵巣症候群の薬を飲まなくてもよくなり、副作用が減ったおかげで娘を授かることもできた。これは手術をしてよかったことだ。大きな恩恵だ。

でも、マイナス面もあった。3回も減量手術をしたにもかかわらず、そのうちまた体重が増え、もとどおりになってしまったのだ。手術をする前はつねにお腹が空いてしかたがなかったけれど、手術のあとはそんなこともなくなっていた。それなのに、またお腹が空いてしかたないようになった。つまり、手術をしても、私の〝壊れた〟体が治ることはなかったのだ。そんなことを繰り返しているうちに、ファスティングのことを知った。

もし、あなたも減量手術を考えているなら、手術についていろいろと調べるだけでなく、経験者の話を聞いてみることをお勧めする。これから述べる私の体験談を読んでもらえれば、プラス面もマイナス面があることがわかってもらえると思う。手術をすべきかどうかを決める判断材料になってくれることを願っている。

私の体験談

私が最初に試した減量手術は胃バンディング術（ラップバンド）だ。これは、胃の上部にバンドを巻きつける手術である。バンドは、皮下の胃の上部に置いたポートに生理食塩水を注射器で注入することにより、きつくしたり緩めたりすることができる。うまく調節できればすぐにお腹がいっぱいになり、満腹感も長く続く。この手術は胃を切り取ることもないし、腹部に小さな穴をいくつか開けるだけでできる。問題があれば、バンドはあとから取り外すこともできる。

手術後の最初の数カ月間、私は有頂天になっていた。数週間もすれば元気になったし、痛みもそれほど強くなかった。3カ月間は、あまりお腹も空かなかった。136キロだった体重は102キロ前後まで減った。

ところが、最初の胃バンディング術をしてから4カ月後、私はどうしようもなくお腹が空くようになった。そこから数カ月は体重もあまり減らなくなり、そのうちまったく減らなくなった。そのあと、少しずつ体重が増えはじめた。4年もすると、体重は104キロ前後に落ち着いた。私の目標体重は84キロだったので、この手術は失敗に終わった。

胃バンディング術には副作用がある。鶏むね肉やブロッコリーのように、食物繊維の多いものや水分の少ないものを急いで食べたりたくさん食べたりしたときは、もどしてしまった。ラップバンドをきつく締めすぎたときも、もどしてしまった。

夜も悲惨だった。寝る前の3時間に食事をしてしまうと、食事が喉元までせり上がってくる。体重が減ったり増えたりすると内臓も小さくなったり大きくなったりするので、ラップバンドを調節する必要もあった。ラップバンドのちょうどいい閉め具合がわからないので、そのうち、調節してもらうための通院もほとんどしなくなり、この手術をした人にありがちな展開をたどることになった。ラップバンドをつけて減量を頑張るのではなく、ラップバンド自体に手こずるようになってしまったのだ。

体重は減るどころか増えてしまうようになったので、私は医師に相談した。すると医師から、いまのラップバンドを取り外して、改良された新しいラップバンドをつけることを勧められた。そこで、私はそのとおりにした。

2007年、もとのラップバンドを取り外して新しいものに交換する、2回目の減量手術をした。前回と同じように、これで空腹問題もすっかり解決するものと思っていたし、じっさい、魔法のように効果は抜群だった！　体重は84キロまで減り、また私は有頂天になった。

でも、それも続かなかった。体重はきっかり2日間、84キロに落ち着いていたが、そこからまた増えはじめて102キロに戻った。前のラップバンドのときより、不健康な食べ方にもなった。なぜかって？　食べて、満腹になって、気分が悪くならなければ、それでいいと思っていたからだ。ハンバーガーにはマヨネーズをたっぷりとかけ、脂っこいフライドチキンにもソースをたっぷりかけて食べた。こんなものを食べていてはいけないとわかっていたが、食べたくてしかたがなかった。どうしようもなくお腹が空いたからだ。

そういうわけで、新しいラップバンドを取りつけてから3カ月で、いままでと同じようにお腹が空くようになってしまった。ひとつだけ変わったのは、いままでより胃が小さくなったことで、早くお腹がいっぱいになることだった。でもそのせいで、一日じゅう、何かを少しずつ食べているような生活になった。

それから6年が過ぎた。私は相変わらず増え続ける体重と格闘していた。つねに食べ物のことで頭がいっぱいだった。そこで、私は3回目の減量手術について調べてみることにした。胃をふたつに分け、消化する部分を小さくする胃バイパス手術はどうかと考えた。

でも、それは複雑で難しい手術なので、結局、いまのラップバンドを外して、もっと簡単な手術であるスリーブ状胃切除術をすることにした。これは、胃を切り取って円柱のように細くする手術だ。この手術は腹腔鏡で行うことができて、数週間で回復する。手術後の調整などは必要なく、ラップバンドのときのような問題がないのが気に入った。ラップバンドと違って、切り取った胃はもとに戻すことはできないが、これでこの先、空腹を抑えられるに違いないと信じていた。

総じて、スリーブ状胃切除術はいい経験になった。医者は腕もよくて親切だったし、痛みもそれほどなかった。数週間で、すっかり元気になった。最初の数カ月間は、あまりお腹も空かなかったし、体重も90キロを下回った。でも、3カ月たつと、またつねにお腹が空いているようになった。いままでより食物繊維の多いものや、健康にいいものを食べるようになったのはよかったが、それでもつねにお腹が空いていることに、私はショックを受けた。

この原稿を書いているいまは、スリーブ状胃切除の手術を受けてから7年がたっている。ラップバンドに比べれば、スリーブ状胃切除のほうがはるかに有効だったけれども、3回の減量手術を受けても、私の体と心が治ることはなかったというのが実状だ。もしタイムマシーンがあって15年前に戻れるなら、リスクもあるし、お金もかかるし、痛みもあるので、手術はしないと思う。私にとってはファスティングが究極の解決策だった。もしあなたも減量手術を考えているなら、まずはファスティングを試してみることをお勧めする。

〈ジェイソン・ファン〉

長期的に減量できると科学的に証明された唯一の方法は減量手術だ、とよく言われるが、この説にはいくつもの問題点がある。

まず、たいてい効果は長続きしない、ということ。クリーブランド・クリニックは、胃バイパス手術をした場合、10~20%の割合で、術後に合併症の治療をしなければならない例があること、およそ3分の1の患者に胆石ができること、さらに30％近い患者が栄養失調になることを発表している。胃バンディング術の場合は、ほとんどの患者に、腸閉塞、抜け毛、出血、血栓など、最低1つは深刻な副作用が出るという。

減量手術を受けたことがあるという患者をこれまで診てきた経験からも、同じことがいえる。胃バンディング術をしたことのある患者のほとんどが、すでにラップバンドを取り除いてしまっている。胃バイパス術をしたある患者は、つねに胃が傷ついている状態で、悪心と吐き気がおさまらなかったため、何度も手術をしなければならなかったそうだ。外科的な方法で減量の効果を維持できている人に、これまで会ったことはない。

数字もそれを物語っている。手術による長期的な減量の成功率は低く、最も効果が高いとされている胃バイパス術でさえ、そのうち体重がまた増えはじめるリスクが高い。減量手術から10年たった人の失敗率は35％にもなる。

必要なのは手術の技術を高めることではなく、減量についての考え方を変えることだ。医療関係者は「摂取カロリーと消費カロリーが同じであれば太らない」という考え方に固執してしまっているので、減量できないなら（その考え方では減量できないに決まっているのだが）、体にメスを入れて減量するしかない、と極端で過酷な手段に出る。私から見れば、これは敗北宣言でしかないし、とてもいい治療法とはいえない。医師たちは手術を勧めるのではなく、手術をしないで治そうとするべきではないだろうか。

幸い、減量手術の成功率の低さから、手術をする人の数は減ってきている。１９９９年には、まだ減量手術はほとんど知られておらず、10万人あたりの手術例は6・9件だった。ところが、その後の5年間で、手術の件数は10倍になり、10万人あたり71・06件に増えた。

ここで、おかしなことが起こった。

2003年以降、減量手術の件数は横ばいになったのだ。最も多かったのは2009年で10万人あたり71・26件。そこから手術件数は少しずつだが、確実に減っていった。なぜかって？　理由は明白だろう。肥満のための手術はそれほど効果がないし、実際に手術を受けた人が、やめたほうがいい、と友人にはっきりと警告していたからだ。そうやって、減量手術はよくないという噂が広まっていった。減量手術を受ける人の数は、そこから少しずつ減っていった。

私がよく思い出すのは、パメラという患者のことだ。初めて会ったとき、彼女の体重は152キロだった。高血圧、2型糖尿病、脂肪肝など、肥満に関連した症状はなかった。けれども、喘息、関節痛、うつ、疲労感、月経不順などが見られた。やせると誓った彼女は、60キロ減量という目標を立てた。6カ月後に行きづまっていたり、減量できていなかったりしたら、減量手術をすることを検討しようと医師から言われていた。

手術をしなくてすむようにしよう、と彼女は思った。

そこで、食事から精製された糖類を抜き、炭水化物の摂取量も極端に減らし、健康にいい脂質を食べるように心がけ、間欠的ファスティングを始めた。ライフスタイルと食事を変えてから1年と26日後、彼女は目標を達成した。体重は90キロになり、ウエストも58センチ減った。現在もパメラは週に3回42時間のファスティングをしていて、ときには、さらに長いファスティングをすることもあるそうだ。いまはとても元気だし、68キロまで体重を落とすつもりだという。体にメスを入れないで、これだけのことができたのだ！

パメラのような成功例と、減量手術に失敗した多くの人の例を見ただけでも、いまこそ長期的な成功が実証されているファスティングのことを検討してみるべきだ、といえるだろう。そろそろファスティングが主流となり、医師や医学界にも認められ、減量と健康を維持する最もシンプルな方法であると認知されていいはずである。もしあなたが太りすぎていて、慢性的な健康問題を抱えているなら、ファスティングを試してみることを、ぜひお勧めする。

謝辞

〈イヴ・メイヤー〉

私にファン博士の著書を勧めてくれた、友人のスザンヌ・スロニム医師に心から感謝する。私のファスティングの師であり、ともにこの本を書きあげてくれたジェイソン・ファン博士とメーガン・ラモスにも感謝している。

夫であり、私の人生とファスティングのパートナーであるレヴィ・ソアブレイへ。あなたは、もっと早くファスティングのことを知っていればよかった、と怒りながら泣いている私を一日じゅう抱きしめていてくれた。FastingLane.comでほかの人の力になりたいという私の夢を応援してくれてありがとう。友人でありFastingLane.comチームの仲間であるブリジット・ハーディにも感謝している。彼女もファスティングの世界へ飛び込み、私よりもファスティングのスキルが上達した。まだ13歳の娘のルナには心の底から感謝している。彼女は私の姿を見て自分も食事の仕方を変え、より健康になった。お腹が空いていないときに「朝食を食べなさい」と私から二度と言われないですむことを、ありがたいと思っているはずだ。両親であるガイ・メイヤーとレジーナ・メイヤーへ。私が10日間何も食べないと言ったときは、ハラハラしたことと思う。でも、理解してくれてありがとう。私を見守り、疑問があれば質問し、私を支えてくれた両親は、健康のために自分たちの食生活も変えた。

この本のために尽力してくれたエージェントのリック・ブロードヘッドに感謝する。さらにいい本にするために力を貸してくれた有能なサラ・デュランにも感謝している。

私が伝えたいメッセージを、多くの人に伝えられるようにしてくれたハーパーコリンズにも感謝を申し上げる。おかげで、読者のみなさんも、より長く、より充実した人生を送れることと思う。

〈メーガン・ラモス〉

本書はジェイソン・ファン博士のご尽力がなければ完成しなかっただろう。患者にとって最善の治療を行うために、現在の一般的な治療に大胆にも異議を唱えた博士は、私の命の恩人でもある。まだ若いころに2型糖尿病と診断された私は、若くして死んでもおかしくなかった。それがいまでは、健康で強い体になった。ファスティングをするなんてどうかしている、とどれほど周りから言われようと、ジェイソンはファスティングについて説き続けた。数えきれないほどの時間を研究に費やし、できるかぎりわかりやすく、しっかりとした科学的な説明をしてまわった。博士の話を聞いて、これまで砂糖の霧で覆われたようだった私のヴィジョンもはっきりした。私がいま、健康管理についての助言をしたり、放置していれば死につながりかねない慢性疾患を克服する手助けをしたりする仕事ができているのは、博士の熱心な活動のおかげだ。

世界じゅうの多くの患者を診てきて、わかったことがある。みんな、悩んでいるのは自分ひとりではないと知ったほうがいい、ということだ。イヴ・メイヤーが本書で包み隠さず書いてくれた話を読めば、それがわかるはずだ。私たちのクリニックを訪れる人全員に、彼女の話を聞いてもらいたい。彼女の話は驚くようなものばかりだ。情熱的で南部出身者ならではの魅力にあふれた彼女は、私のメンターであり、親友でもある。

チームのみんなにも感謝したい。リック・ブロードヘッド、サラ・デュラン、そしてすばらしい編集者であるハーパー・ウェイヴ、ジュリー・ウィルは、本書をつくって世に送り出してくれた。おかげで多くの人にイヴの話を読んでもらうことができる。私たちが多くの命を救うことができるのは、彼らの協力があったからだということを、知ってもらえる日が来ることを願っている。

Intensive Dietary Management（集中的に食事を管理するプログラム）やThe Fasting Method（訳注：ファン博士とメーガンが運営しているオンラインのファスティング・プログラム）で、これまでプログラムに取り組んできた多くの方たちへ。私を信頼して、あなたのダイエットをサポートさせてくれてありがとう。私にとって学びの機会にもなったし、そのおかげで、これからも多くの方たちをサポートできる。毎日、仕事とは思わずに活動してこられたのも、あなたたちのおかげだ。

そして、読者のみなさんにも感謝している。向上心あふれるみなさんは、私のヒーローだ。自分が気分よくいられる体をぜひ手に入れてほしい！

そして最後に、すばらしい夫であるエンジェルへ。この大変な旅に付き合ってくれてありがとう。私が執筆に専念できるように、夕食をつくってくれたり、用事をすませてくれたりしたことは、数えきれないくらいある。夫は私の心の支えだ。

〈ジェイソン・ファン〉

共著者であるイヴ・メイヤーとメーガン・ラモスのおかげで、この本を完成することができた。深く感謝している。

ハーパーコリンズの編集者ジュリー・ウィル、有能なアシスタントのハーレイ・スワンソンとエマ・クパーにも感謝申し上げる。アンドレア・グウィン、ブライアン・ペリン、エレーナ・ネスビット、デイヴィッド・コーラル、ボニ・レオン＝バーマンにも感謝している。

ファスティングの用語集

5：2ダイエット　1週間のうち5日は食べ、残りの2日ファスティングをすること。

16：8　食事を摂るのは一日のうちで8時間以内にして、残りの16時間はファスティングをすること。

20：4　食事を摂るのは一日のうちで4時間以内にして、残りの20時間はファスティングをすること。

24　24時間のファスティング。

酢酸　水以外の、酢の主成分。酢に刺激臭と酸味を与える。酢は食欲を抑え、でんぷん質と精製された炭水化物の消化を遅くする働きがあり、炭水化物が消化されるときの血糖値の上昇を緩やかにする。酢はアミラーゼと呼ばれる消化酵素の働きを弱くし、小腸での消化を緩やかにする。

1日おきのファスティング　ある日にファスティングをしたら、次の日は食べ、その次の日はまたファスティングをするというパターンを繰り返すこと。

アミノ酸　たんぱく質を構成する有機化合物。消化されて分解されたものは肝臓に取り込まれ、赤血球、骨、筋肉、結合組織、皮膚など、新しい細胞たんぱく質がつくられる。

アポトーシス　多細胞生物の能動的な細胞死。

アップルサイダービネガー　昔から数々の病気を治す家庭療法といわれてきた。血糖値を調節したり、消化をよくしたりすると考えられている。

オートファジー　壊れた古い細胞内機構（細胞小器官、たんぱく質、細胞膜）を維持するエネルギーがないときに、これを取り除く体のメカニズム。細胞成分を分解して再利用するための、統制された秩序だったプロセス。

血糖　主な組織や脳に栄養を与えるため、インスリンの働きにより細胞に吸収される血中の糖。血糖から栄養を得ない唯一の主要組織は肝臓。過剰な血糖は肝臓に蓄えられたり脂肪に変換されたりする。

ボーンブロス　動物の骨を野菜、ハーブ類、スパイス類とともに数時間煮だしてつくる出汁(だし)。ファスティング中の栄養補給になる。

ブレットプルーフ・コーヒー　バターとＭＣＴオイルを入れたコーヒー。栄養補給として脂質を加えるもの。

摂取カロリー／消費カロリー　摂取カロリーから消費カロリーを引いたものが体脂肪になる（マイナスの場合は体脂肪が減る）という、広く信じられた考え方。

チアシード　糖に分解されない食物繊維を摂るのにいい。満腹感を長続きさせる働きもある。

ドライ・ファスティング　一定期間、食べ物も飲み物も飲まないファスティング。軽い脱水状態になるため、お勧めできない。

電解質　ナトリウム、塩化物、カリウム、カルシウム、マグネシウム、リンなどを含む、血液中のミネラル。ファスティングのあいだは、電解質が少なくなることがある。

エリスリトール　発酵させたトウモロコシやコーンスターチからつくられる。ブドウ、メロンなどの果物やマッシュルームなどの菌類（きのこ）にわずかに含まれている糖アルコール。消化管で消化・吸収されるのはごく一部だが、胃腸に不快感を覚える人もいる。砂糖に替わる、低炭水化物の甘味料として知られている。

長期ファスティング　72時間（3日間）以上の長期のファスティング。

ファットアダプション　体がグルコースではなく脂肪を燃やす状態に変わること。

フィースティング　ファスティングの反対。食べ物を食べる日のこと。

グレリン　食欲を増進させる飢餓ホルモン。

経口ブドウ糖負荷試験　食後の血糖値を測る試験。8時間以上の絶食のあとにブドウ糖を経口で摂取して行う。

グリコーゲン合成　肝臓でグリコーゲンが合成されること。合成を促進させる主なものはインスリン。

空腹　怒りを覚えるほどお腹が空いている状態。

ヘビークリーム　高脂肪のホイップクリーム。

高密度リポタンパク質（ＨＤＬ）　いわゆる〝善玉コレステロール〟。

甲状腺機能低下　甲状腺ホルモンの不足によって代謝が悪くなること。

炎症　とくに傷や感染症に対する反応として、体のある部分が局所的に赤くなったり、腫れたり、熱をもったり、ときには痛みをともなったりする状態。

インスリン抵抗性　細胞の中にグルコースが詰まりすぎていて、細胞がインスリンに対して反応しなくなり、通常量のインスリンでは細胞にグルコースを取り込めなくなる状態。それを克服しようと体がさらに多くのインスリンを分泌すると、インスリン値はつねに高い状態になり、体脂肪を燃やすことができなくなる。空腹時血糖値が１０３㎎／dLで、インスリン値が12μg／mL以上の場合はインスリン抵抗性を発現していて、２型糖尿病を発症しつつあるということ。空腹時血糖値が１０３㎎／dLでも、空腹時インスリン値が９μg／mL未満の場合は、インスリン感受性は保たれている。低炭水化物の食事をしてグルコースを摂らないようにしているということだろう。

間欠的ファスティング　食べる時間を制限して、長時間食べないでいることを自発的に繰り返すこと。間欠的ファスティングは何を食べるかではなく、いつ食べるかに重点を置いたもの。

ケトジェニック・ダイエット　脂質75％、たんぱく質20％、炭水化物５％の食事をすると、体がケトーシスの状態に入る。ケトジェニック・ダイエットは厳格な低炭水化物療法で、炭水化物の量を20グラム以内に抑える。すると、体はエネルギーの供給元を変え、脂肪を燃焼させるようになる。インスリン値が劇的に下がり、脂肪の燃焼が劇的に増える。

ケトン体　体が脂肪を燃やしているときに肝臓でつくり出される代替エネルギー。ケトン体は、低炭水化物、高脂質、適度な量のたんぱく質を含む食事をしていて血中のグルコースが少ないときにつくられ、脳に燃料として送られる。

ケトーシス　体がケトン体をつくり出している状態のこと。

レプチン　脳に満腹という信号を送るホルモン。脳に信号が送られると食欲が減退し、食べるのをやめ、インスリン値が下がる。

低炭水化物・高脂質　炭水化物の量が少なく、脂質の量が多い食事。

多量栄養素　たんぱく質、脂質、炭水化物。食べ物に含まれる三大栄養素。

MCTオイル　天然成分から抽出した、ココナッツオイル、パーム核油などの中鎖脂肪酸。

メタボリック症候群　インスリン抵抗性が発現している前糖尿病の状態で、高血圧、高血糖、腹囲の過剰な体脂肪、コレステロールや中性脂肪の異常などが見られる。

メトホルミン　2型糖尿病の治療によく用いられる、血糖降下薬。

モンクフルーツ（羅漢果）の甘味料　東南アジア原産の丸い緑色のフルーツから抽出した、砂糖に替わる甘味料で、比較的新しい。モグロシドと呼ばれるノンカロリーの強い甘味を持つ。低炭水化物・高脂質療法で、砂糖の代替品として注目されている。

糖質　炭水化物から食物繊維と糖アルコールを取り除いたもの。

体重以外の効果　減量によって得られた、体重の数字以外の効果（たとえば、洋服のサイズが小さくなった、1マイル走れるなど）。

一日1食　一日に1食だけにするファスティング。

定期的ファスティング　間欠的ファスティングともいう。

多嚢胞性卵巣症候群　最も多い生殖障害で、ホルモンの異常により卵巣に小さな嚢胞が詰まってしまうもの。生殖可能年齢の女性の8～20%に症状があると推定される。

標準的なアメリカの食事　食事バランスガイドと、1970年代と1980年代に行われた調査の結果に基づいて、ほとんどのアメリカ人が摂っている食事。一日に3回以上食事をして、カロリーと成分のほとんどは精製された炭水化物で摂るべきとされている。この食事が肥満、高血圧、心臓病、糖尿病のまん延につながった。

ステビア　植物のステビアからつくられた、低カロリーの甘味料。アメリカではこの甘い化合物が、液体や粉末に加工されている。

厳格なケトジェニック・ダイエット　砂糖、穀物、でんぷん質を含む野菜、加工食品をいっさい摂らず、一日に摂る炭水化物の量を20グラム未満にし、天然のたんぱく質を摂る、ケトジェニック・ダイエット。

時間を制限した食事　食べる時間と食べない時間のサイクルを、意図的に繰り返すこと。何を食べるかではなく、いつ食べるかに重点を置くもの。間欠的ファスティングとも呼ばれる。

一日の総エネルギー消費量　一日に消費する総カロリー量。

2型糖尿病　インスリン値が高く、インスリン抵抗性を発現している状態のこと。血糖値が上がり、インスリンが効かない。体がインスリンを分泌できる点で、1型糖尿病とは異なる。

水だけを飲むファスティング　水だけを飲んで行うファスティング。

食べ方　何を、いつ、どのように食べるかということ。

Ghrelin and Cortisol in Serum: Studies in Obese and Normal-Weight Subjects." *Journal of Clinical Endocrinology Metabolism* 90, no. 2 (February 2005), 741-46.

Natalucci, G., et al. "Spontaneous 24-h Ghrelin Secretion Pattern in Fasting Subjects: Maintenance of a Meal-Related Pattern."*European Journal of Endocrinology* 152, no. 6 (June 2005), 845-50.

第5章　健康的な食べ方を身につける

JACC Study Group. "Dietary Intake of Saturated Fatty Acids and Mortality from Cardiovascular Disease in Japanese: The Japan Collaborative Cohort Study for Evaluation of Cancer Risk." *American Journal of Clinical Nutrition* 92, no. 4 (October 2010), 759-65, https://doi.org/10.3945/ajcn.2009.29146.

Mozaffarian, D., E. B. Rimm, D. M. Herrington. "Dietary Fats, Carbohydrate, and Progression of Coronary Atherosclerosis in Postmenopausal Women." *American Journal of Clinical Nutrition* 80, no. 5 (November 2004), 1175-84.

Schulte, E. M., N. M. Avena, A. N. Gearhardt."Which Foods May Be Addictive? The Roles of Processing, Fat Content, and Glycemic Load." *PLoS ONE* 10, no. 2 (2015). https://doi.org/10.1371/journal.pone.011795.

第8章　環境を整える

Ho, K. Y., J. D. Veldhuis, M. L. Johnson, R. Furlanetto, W. S. Evans, K. G. Alberti, M. O. Thorner. "Fasting Enhances Growth Hormone Secretion and Amplifies the Complex Rhythms of Growth Hormone Secretion in Man." *Journal of Clinical Investigation* 81, no. 4 (April 1988), 968-75.

あとがき

Christou, N. V., et al. "Weight Gain After Short-and Long-Limb Gastric Bypass in Patients Followed for Longer Than 10 Years." *Annals of Surgery* 244, no. 5 (November 2006), 734-40.

Johnson, E. E., et al. "Bariatric Surgery Implementation Trends in the USA from 2002 to 2012." *Implementation Science* 11, no. 21 (2016).

Smoot, T. M., et al. "Gastric Bypass Surgery in the United States, 1998-2002." *American Journal of Public Health* 96, no.7 (July 2006), 1187-89.

参考文献

第1章　ファスティングの科学

Calle, E. E., C. Rodriguez, K. Walker-Thurmond, M. J. Thun. "Overweight, Obesity, and Mortality from Cancer in a Prospectively Studied Cohort of U.S. Adults." *New England Journal of Medicine* 348, no.17 (April 24, 2003), 1625-38.

Green, M. W., N. A. Elliman, P. J. Rogers. "Lack of Effect of Short-Term Fasting on Cognitive Function." *Journal of Psychiatric Research* 29, no. 3 (May-June 1995), 245-53.

Lieberman, H. R., C. M. Caruso, P. J. Niro, G. E. Adam, M. D. Kellogg, B. C. Nindl, F. M. Kramer. "A Double-Blind, Placebo-Controlled Test of 2 d of Calorie Deprivation: Effects on Cognition, Activity, Sleep, and Interstitial Glucose Concentrations." *American Journal of Clinical Nutrition* 88, no. 3 (September 2008), 667-76.

Nassour, J., R. Radford, A. Correia, et al. "Autophagic Cell Death Restricts Chromosomal Instability during Replicative Crisis." *Nature* 565 (2019), 659-63. doi:10.1038/s41586-019-0885-0.

Singh, R., D. Lakhanpal, S. Kumar, S. Sharma, H. Kataria, M. Kaur, G. Kaur. "Late-Onset Intermittent Fasting Dietary Restriction as a Potential Intervention to Retard Age-Associated Brain Function Impairments in Male Rats." *Age* 34, no. 4 (August 2012), 917-33. doi: 10.1007/s11357-011-9289-2.

第2章　心と感情に与える効果

Judge, T. A., D. M. Cable. "When It Comes to Pay, Do the Thin Win?: The Effect of Weight on Pay for Men and Women." *Journal of Applied Psychology* (2010).

Roehlin, P. V., et al. "Weight Discrimination and the Glass Ceiling Effect among Top US CEOs." *Equal Opportunities Int.* 28, no. 2 (2009), 179-96.

Roehling, M. V. "Weight-Based Discrimination in Employment: Psychological and Legal Aspects." *Personnel Psychology* 52 (1999), 969-1016.

Watkins, Ellen, and Lucy Serpell. "The Psychological Effects of Short-Term Fasting in Healthy Women." *Frontiers in Nutrition* 3, no. 27 (2016).

第3章　ホルモンと空腹のコントロールが鍵

Espelund, U., et al. "Fasting Unmasks a Strong Inverse Association between

著者

ジェイソン・ファン Dr. Jason Fung

1973年生まれ。医学博士。トロント大学医学部卒業。同大学の研修医を経たのち、カリフォルニア大学ロサンゼルス校にて腎臓専門医の研修を修了。〈ザ・ファスティング・メソッド〉(www.TheFastingMethod.com)を創設し、低炭水化物療法と間欠的ファスティングに重点を置いた減量と血糖コントロールについて、エビデンスに基づいたアドバイスを行っている。「ジャーナル・オブ・インスリン・レジスタンス」誌の科学担当編集者を務めるほか、栄養に関する情報発信を行うカナダの国際的NPO〈パブリック・ヘルス・コラボレーション〉のマネージング・ディレクターも務める。主な著書に『トロント最高の医師が教える世界最新の太らないカラダ』(サンマーク出版)がある。

イヴ・メイヤー Eve Mayer

作家、起業家、コンサルタント。企業のコア・バリューやマーケット構築、ダイバーシティ経営についてのアドバイスを行うコンサルタントとして活躍している。24年間、三度の減量手術も含めた数々のダイエットに挑戦するなど肥満に悩んでいたところで〈ザ・ファスティング・メソッド〉と出合い、肥満と体調を改善させた経験者。主な著書に「Social Media for the CEO(CEOのためのソーシャルメディア)」「The Social Media Business Equation(ソーシャルメディアを活用したビジネスの方程式)」「Get It Girl Guide(女の子のためのデートガイド)」がある。

メーガン・ラモス Megan Ramos

臨床研究者。ファスティングと低炭水化物療法を用いたセラピーを行い、これまで世界で1万4000人以上にアドバイスをしてきた。〈インテンシブ・ダイエタリー・マネジメント〉と〈ザ・ファスティング・メソッド〉の共同創設者として、健康教育とサポートに従事している。NPO〈パブリック・ヘルス・コラボレーション・カナダ〉のディレクターのほか、「ジャーナル・オブ・インスリン・レジスタンス」誌の編集委員も務めている。

訳者

多賀谷正子 Masako Tagaya

英語翻訳者。上智大学文学部英文学科卒。訳書に『ハピネス・カーブ —— 人生は50代で必ず好転する』『クリエイティブ・コーリング —— 創造力を呼び出す習慣』(いずれもCCCメディアハウス)、『THE RHETORIC　人生の武器としての伝える技術』(ポプラ社)、『トロント最高の医師が教える世界最新の太らないカラダ』『トロント最高の医師が教える世界最有効の糖尿病対策』(いずれもサンマーク出版)などがある。

装丁＋本文デザイン　Keishodo Graphics
校正　麦秋アートセンター

翻訳協力　リベル

トロント最高の医師が教える
世界最強のファスティング

2021年3月22日　初　　版
2024年2月29日　初版第２刷

著　者　ジェイソン・ファン
イヴ・メイヤー
メーガン・ラモス

訳　者　多賀谷正子

発行者　菅沼博道

発行所　株式会社ＣＣＣメディアハウス
〒141-8205
東京都品川区上大崎３丁目１番１号
電話　販売　049-293-9553
　　　編集　03-5436-5735
http://books.cccmh.co.jp

印刷・製本　株式会社新藤慶昌堂

ISBN978-4-484-21105-3